痛い「変形性肩関節症」は自分で防ぐ！改善する！

吉田一也

PHP

はじめに

変形性肩関節症は、肩腱板断裂《かたけんばんだんれつ》や肩関節脱臼《だっきゅう》などの肩関節に大きなケガをした場合に、関節が傷ついて起こる病気です。はじめのうちは、「軽い肩こりかな？」といった状態から、「肩を動かすと痛い！」といった症状が現れます。「四十肩だから仕方がない」「五十肩は何もしなくても自然に良くなるから平気」と、高をくっていると、知らず知らずのうちに夜も眠れないほどの痛みが現れることもあります。そのような状態が長く続くことで、半年以上痛みに苦しんだり、肩の変形を引き起こしたりします。変形性肩関節症の治療には、痛みや炎症を抑える薬物療法と手術療法、理学療法士の指導による運動療法などがあります。

巷《ちまた》では「五十肩は何もしなくても自然に治る」といった間違った認識が広がっており、適切な時期に適切な治療を行なう機会を逃してしまっていると感じています。この本では、「自分でなんとかしたいけど、やり方がわからない」「テレビで見た運動をしたら痛みが悪化した」というお悩みの解決策を提案します。テレビやブログなどで紹介されている運動がいけないのではなく、あなたに合った運動ではなかったことが問題なのです。

本書では、痛めている（こっている）肩自体のストレッチやエクササイズは紹介していません。じつは、多くの方が間違った認識をもっているのですが、痛めている肩ではなく、別の部分の動きが悪いことで肩に負担がかかり、痛めてしまっていることが多いのです。

私はこれまで理学療法士として肩関節疾患（肩腱板断裂や肩関節周囲炎、変形性肩関節症など）のリハビリテーションに従事してきました。その中で肩不調の原因が鎖骨の動きにくさにあることに気がつき、鎖骨まわりの皮膚をつまんでほぐす新しいセルフケア方法として「鎖骨ほぐし®」を考案しました。痛めてしまった肩への負担を減らすためにも鎖骨が自由に動くことは必要不可欠です。「鎖骨の動きチェックリスト」（30ページ〜）であてはまる項目がひとつでもあれば、鎖骨ほぐしをやってみてください。さらに、鎖骨ほぐしだけでなく、「姿勢を整える体操」についても第4章で解説します。姿勢の問題は、肩の動きにも影響してきます。ご自身の姿勢に合わせた体操を行なうことで、より効率よく肩の回復を促すことができるのです。まずは、姿勢チェックシート（14〜15ページ）で自分の姿勢が、①良い姿勢②猫背タイプ③反り腰タイプ④ぽっこりお腹《なか》タイプのどれなのかを確認しましょう。「自分の姿勢がどれかわからない！」という場合は、どんな姿勢の人でも必ず行なってもらいたい「おすすめストレッチ（84ページ〜）」3選、姿勢を整える体操の全タイプに対応する「全身うねうね（94ページ〜）」と「いすを使った太もものストレッチ（96ページ〜）」をやってみましょう。紹介しているストレッチは毎日やってもらいたい体操を厳選しています。毎日というと、あきらめてしまいそうになるかもしれませんが、はじめのうちは回数や時間は短くてかまいません。少ない回数や時間でも毎日続けて習慣化することが大きな目的なのです。

鎖骨ほぐしや姿勢を整える体操は、私が関わっている五十肩や肩こりで悩んでいる方々にも実践していただいています。自信をもっておすすめするストレッチですので、安心してやってみてください。

継続は力なり！　ぜひ、痛みのない生活を取り戻すために、肩セルフケアの習慣化の第一歩を踏み出しましょう。

吉田一也

『痛い「変形性肩関節症」は自分で防ぐ！　改善する！』もくじ

第3章　変形性肩関節症を防ぐ・改善する「鎖骨ほぐし」

第4章

変形性肩関節症を防ぐ・改善する体操

第5章　首・肩・背中がすっきりする生活習慣

肩の痛みいろいろ

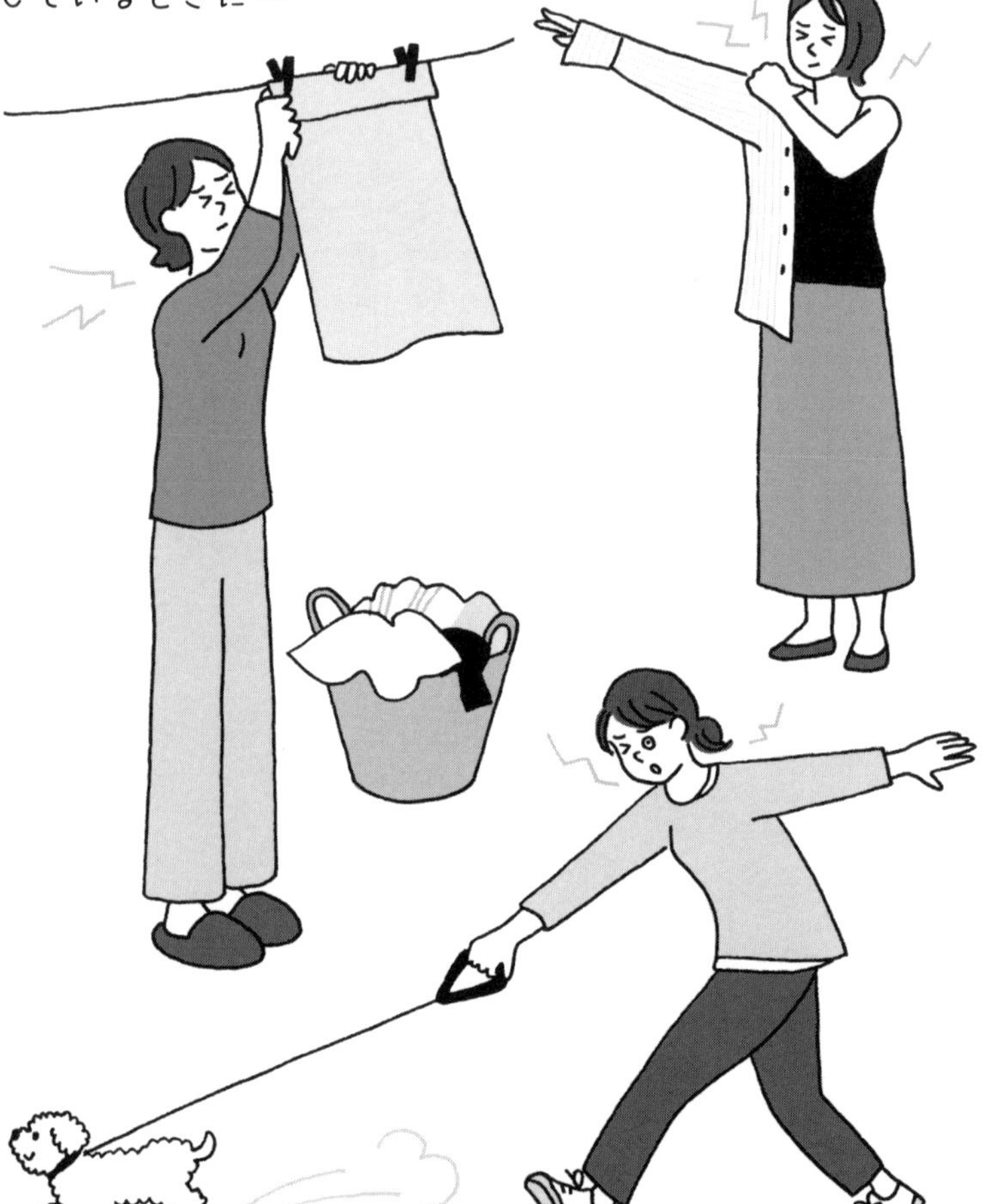
洗濯物を
干しているときに…
上着の着替えのときに…
犬の散歩中、犬が思わぬ方向に
走り出して引っ張られたときに…

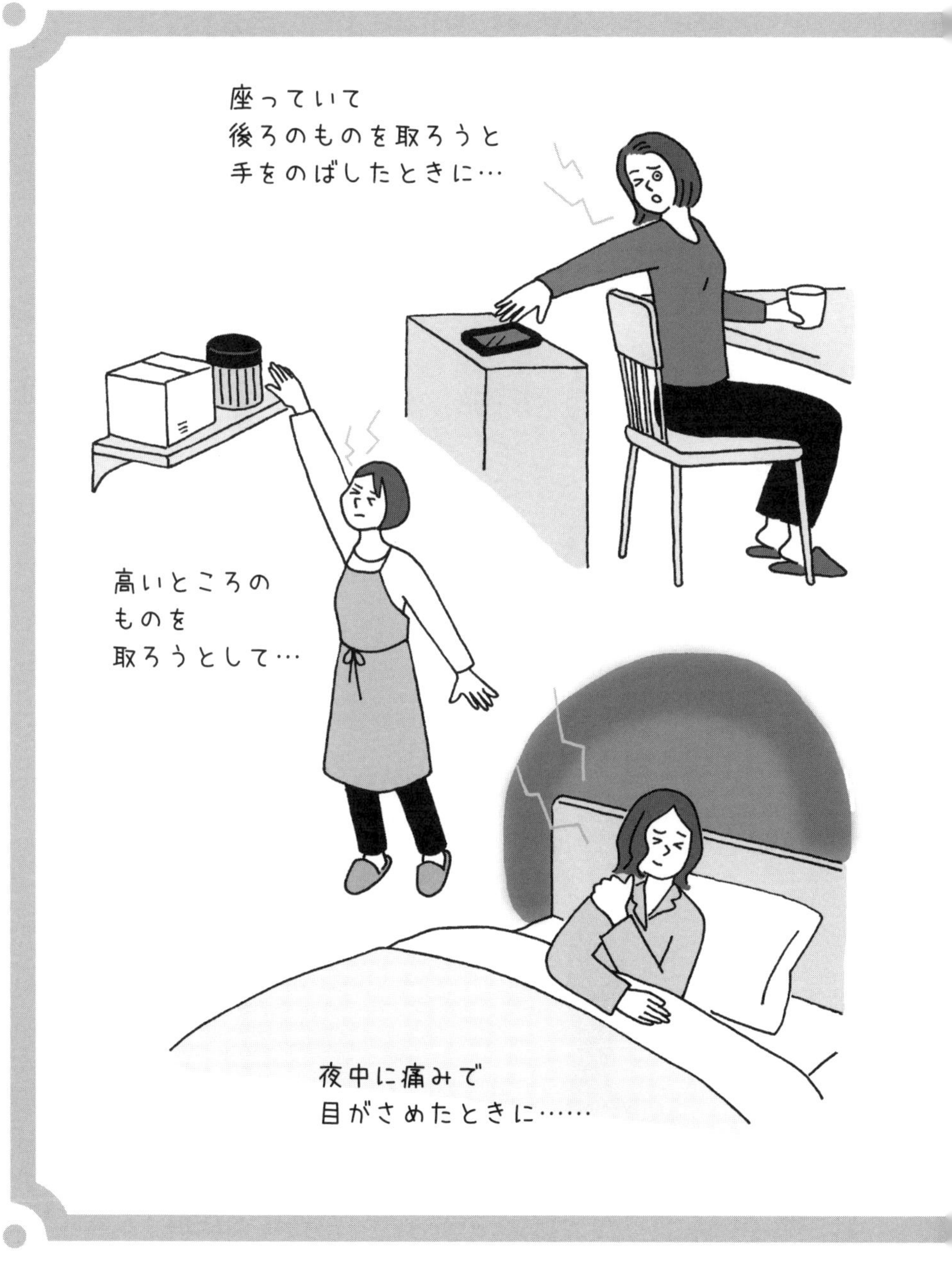
座っていて
後ろのものを取ろうと
手をのばしたときに…
高いところの
ものを
取ろうとして…
夜中に痛みで
目がさめたときに……

姿勢チェックシート

たいらな壁に背中をつけて立ってください。

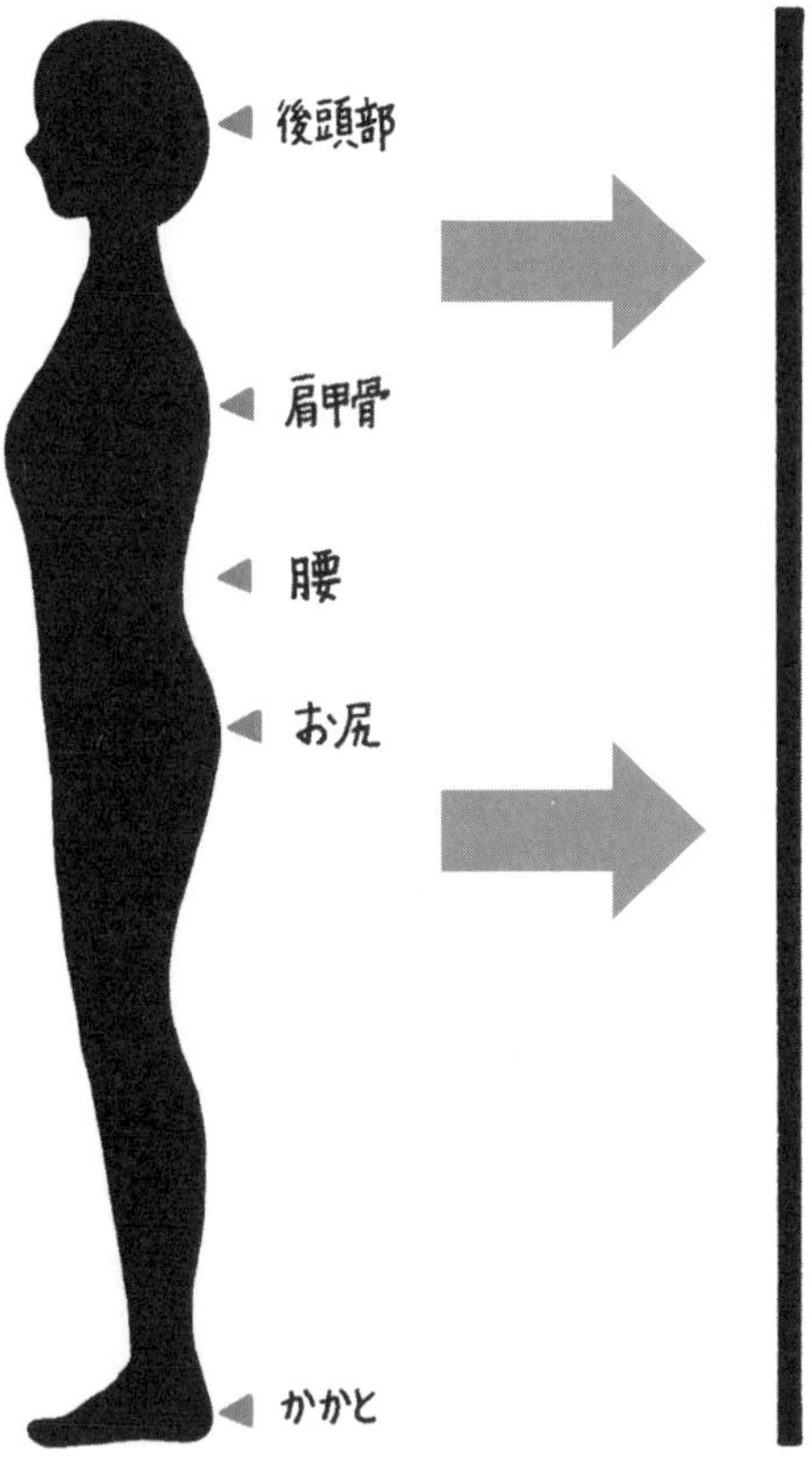

解　説

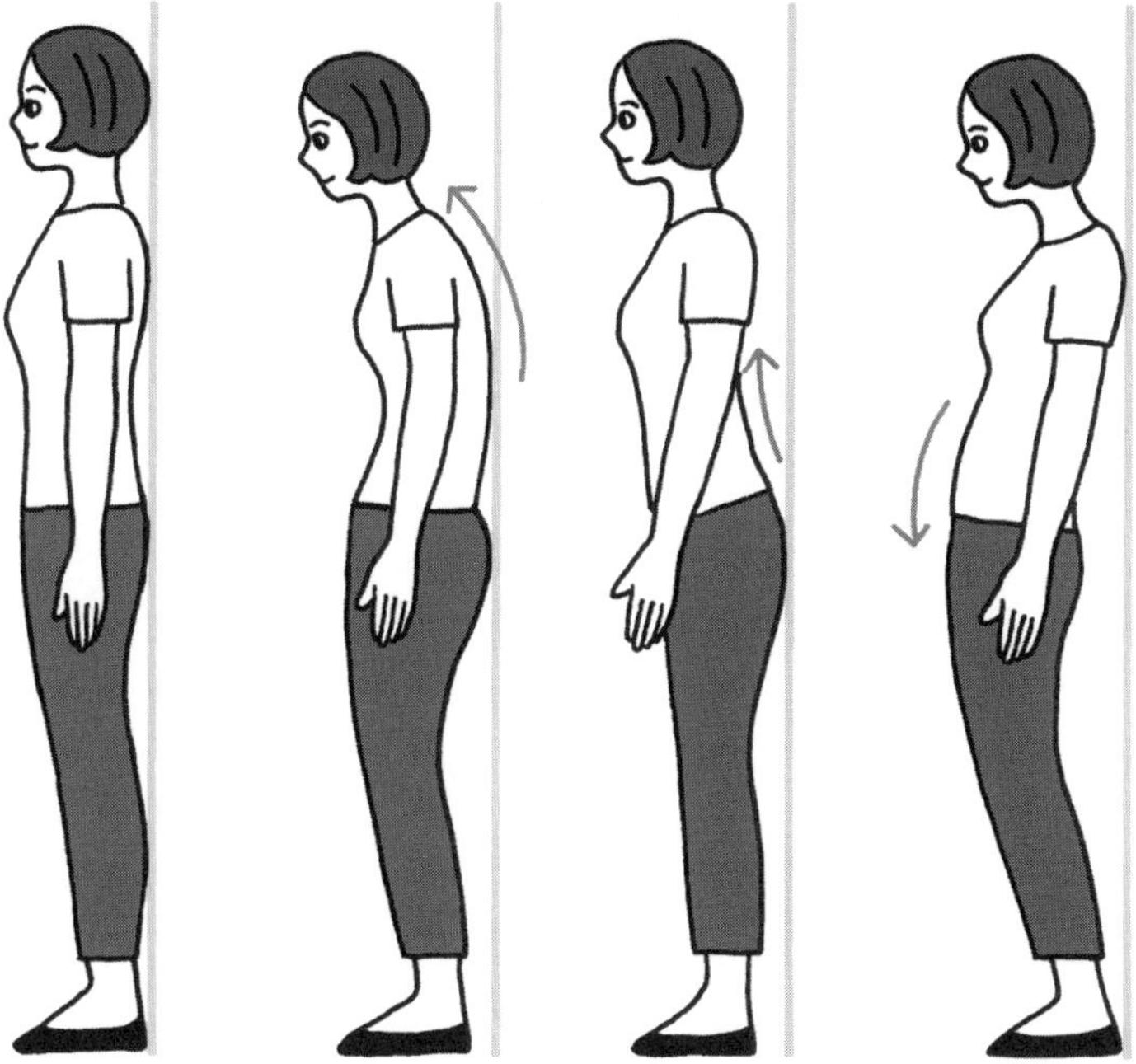

良い姿勢　猫背タイプ　反り腰タイプ　ぽっこりお腹タイプ

肩に不調がある人には、頭とかかとが壁につかない「猫背タイプ」、頭と背中とかかとがつかない「反り腰タイプ」、頭とお尻がつかない「ぽっこりお腹タイプ」のいずれかがよく見られます。第４章で、タイプに合わせて「姿勢を整える体操」を紹介しています。

COLUMN

鎖骨ほぐしで肩の可動域が広がった!!

若い頃から肩こりに悩まされていました。20代前半頃からひどくなり、はじめのうちは寝れば朝にはスッキリしていたのですが、歳を重ねるごとに疲労が蓄積していくような感じに……。40歳になった頃には、朝になっても疲れが抜け切らず、朝から肩がガチガチに。整体やマッサージでほぐしてもらうと１週間くらいは調子がいいのですが、それ以降は元通りになってしまいます。50歳になってからは、肩の痛みで肩が動かなくなってしまいました。いわゆる五十肩です。

吉田先生に肩の状態やからだの使い方をみてもらうと、鎖骨が全然動いていないとのこと。まずは鎖骨を意識した肩まわりの体操を教わり、１カ月程度続けました。正直なところ、肩の可動域はあまり変わらないように感じましたが、肩の重だるさはほとんどなくなっていました。鎖骨を意識できるようになってからは、「鎖骨ほぐし」というセルフケアの方法を教わり、お風呂上がりにやっていました。はじめのうちは痛気持ちいいとはほど遠かったのですが、次第に鎖骨まわりの皮膚がやわらかくなったのか、ほとんど痛くなくなりました。その頃から肩の可動域にも大きな変化が！　あんなに硬かった肩があがるようになったんです!!　鎖骨ほぐしはずっと続けていて、今では気がつくと無意識に鎖骨をほぐしています。　（56歳・主婦）

第1章

変形性肩関節症と5つの関節

変形性肩関節症とは

「肩が痛い！」「肩が痛くて動かせない‼」

こんな症状に悩まされるのであれば、変形性肩関節症かもしれません。骨と骨のつなぎめ部分を関節といいますが、肩関節である腕の骨（上腕骨）と肩の骨（肩甲骨）のつなぎめ部分がそれぞれ変形を起こして、強い痛みや腫れ、運動障害を起こす症状です。

24ページで説明する五十肩も、痛みや動かしにくさが起こりますが、骨の変形が原因ではありません。

人体にはひざや股、指など多くの関節があります。骨と骨とをつなぐ関節部分は、関節包という袋のようなもので覆われ、包内には滑液《かつえき》が分泌され、潤滑油の働きをします。また、硬い骨同士がぶつからないように骨の表面は軟骨というなめらかな層で覆われています。さらに骨同士は靭帯《じんたい》という強靭な組織でつながれています。ケガや老化、さらには体質的な原因でこれらの組織が損傷したり骨が変形したりすると変形性関節症が起こります。

変形性肩関節症は、体重がかかるひざや股《また》に比べて多くはありませんが、一度かかってしまうと、痛みや腕の動かしにくさで日常生活に支障が出てしまいます。

● 変形性肩関節症

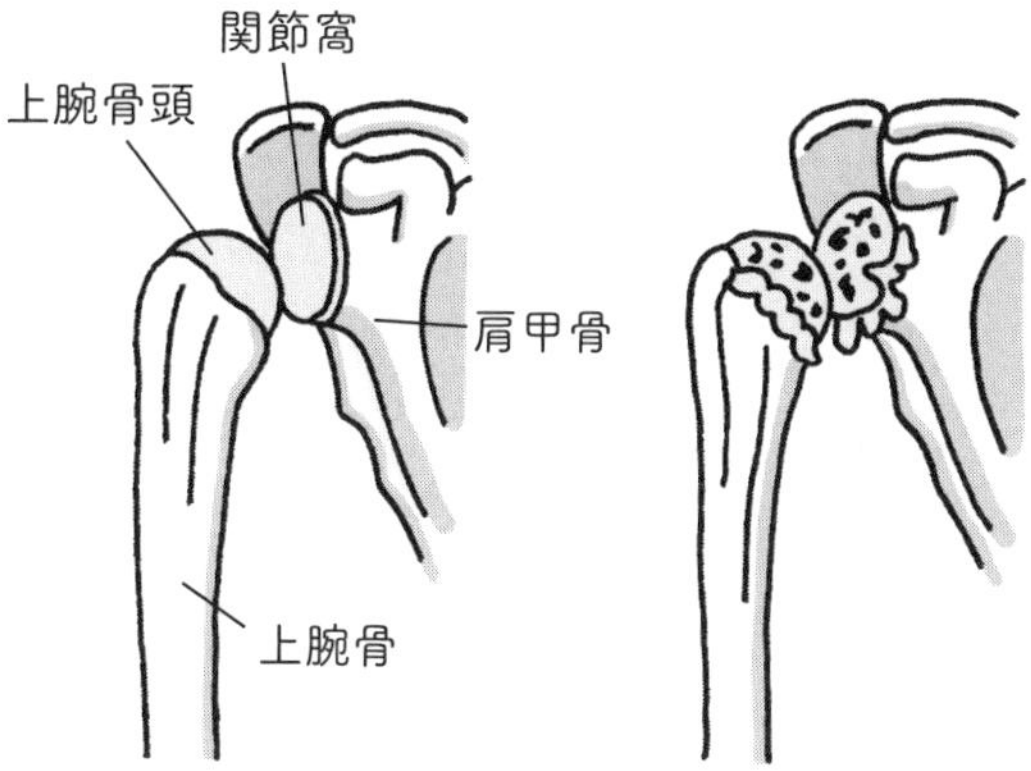

上腕骨と肩甲骨のつなぎめが損傷してしまう

● 関節のしくみ

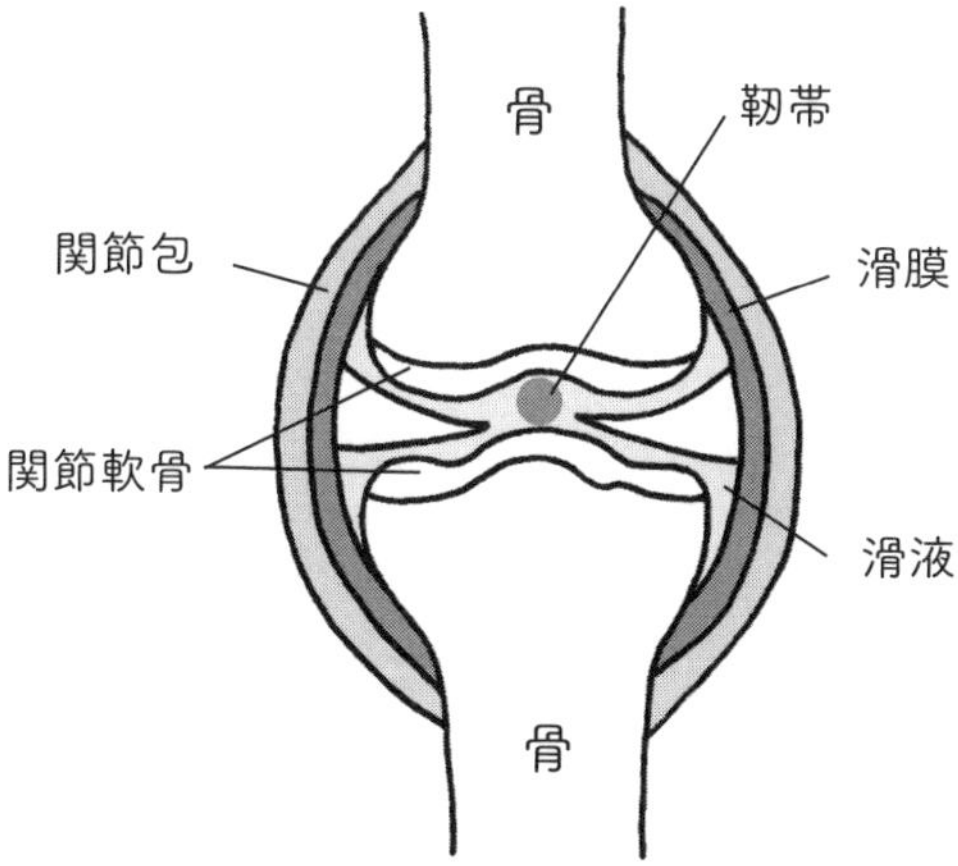

関節は関節包で覆われ、包内には潤滑油となる滑液が分泌される

60代以上の4人に1人は肩腱板断裂

肩関節の変形の原因としては、肩関節脱臼や、上腕骨近位端《じょうわんこっきんいたん》骨折、膠原《こうげん》病である関節リウマチがあげられます。また、加齢によって骨や軟骨がすり減ることもあります。

長年、肩を酷使する仕事をしていると、腱板が切れることもあります。人間は関節の部分しか曲げることができませんが、関節を使って曲げる動きは筋肉が行ないます。その筋肉と骨は腱でつながっていて、腕の骨と筋肉をつなぐ腱は板の形をしており、腱板と呼ばれます。これが切れてしまうのが肩腱板断裂で、60代以上の4人に1人ぐらいに起こっているといわれていますが、その6割は痛みなどの症状があらわれないとの報告もあります。

慢性肩こりにつながったり突然痛んだりすることがありますが、腱板が切れた状態で肩を酷使することで腱板断裂性変形性肩関節症は進行します。

肩腱板断裂

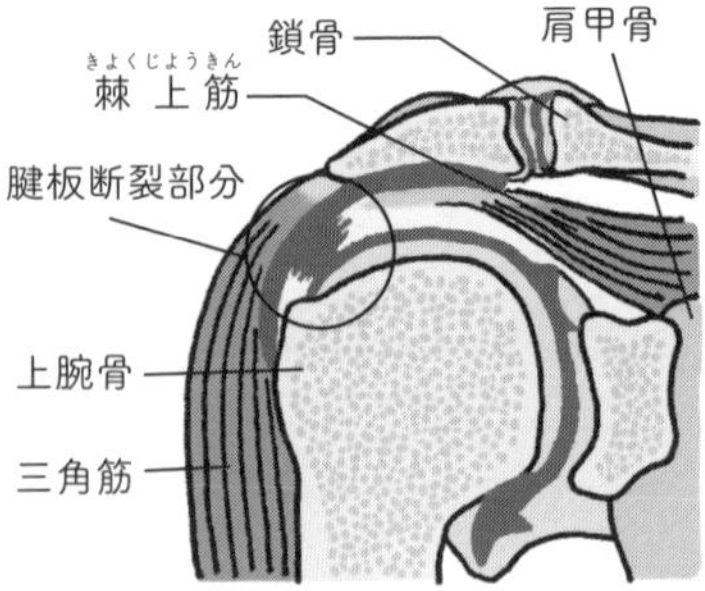

関節の骨をつなぐ腱板が切れてしまう

日本人女性のからだの悩み1位は肩こり

手作りの肩たたき券は、母の日、父の日のかわいいプレゼント。幼いお子さんからもらって感激した方も多いでしょう。

肩こりを感じている人はとても多く、厚生労働省の国民生活基礎調査によると、からだの不調の1位は、男性が腰痛、女性が肩こりでした（下表参照）。男性でも2位に肩こりが入っています。

● 性別でみる体の不調ランキング

	男性	女性
第１位	腰痛	肩こり
第２位	肩こり	腰痛
第３位	鼻がつまる 鼻汁が出る	手足の関節が 痛む
第４位	せきやたんが 出る	体がだるい
第５位	手足の関節が 痛む	頭痛

（厚生労働省『2019年国民生活基礎調査の概況』「性別にみた有訴者率の上位５症状（複数回答）」より）

肩こりとは、首の後ろや横、背中（肩甲骨の間やその上）に感じることが多いので、正確には「首こり」「背中こり」と呼んだほうがいいのかもしれません。筋肉がこわばり、張っている感じ、だるさ、重さ、疲労感、痛みがあります。さらに、頭痛、めまい、吐き気、集中力の低下、目の疲れ、腕や手のしびれが起こることもあります。

おもな原因は筋肉の疲労、血行不良です。私たち人間の首や肩は、約5キロもある重い頭を支えています。さらに肩からは両腕をぶらさげています。このため、筋肉の負担が大きく、肩こりが発生します。

筋肉が疲労すると疲労物質がたまり、筋肉中の血管を圧迫し、血行不良になります。血流が滞ると、筋肉に必要な酸素や栄養素の供給が不足するので、さらに疲労してしまうという悪循環が発生します。日本人は、欧米人に比べて筋肉量が少ないため、筋肉への負担が大きく肩こりになりやすいともいわれています。

肩こりを引き起こすさまざまな不具合

頭を支える人間の背骨は、まっすぐでなく、横から見るとゆるやかなS字カーブを描いています。このカーブ構造で重い頭部を支えているのです。ところが姿勢が悪いと、構造がくずれ、筋肉に多くの負担がかかってしまいます。

また、ストレスも筋肉を緊張させます。そのため家庭や職場などで緊張状態にあると肩がこるのです。

さらに、病気が原因で肩がこることもあります。貧血、低血圧、高血圧、狭心症、心筋梗塞《こうそく》、胃潰瘍《いかいよう》などの疾患がそれです。目の病気やメガネが視力に合っていない場合、虫歯や歯のかみ合わせの不具合によっても生じます。この本で紹介している「鎖骨ほぐし（第3章）」や「姿勢を整える体操（第4章）」を行なっても改善しない場合は医療機関への受診をおすすめします。

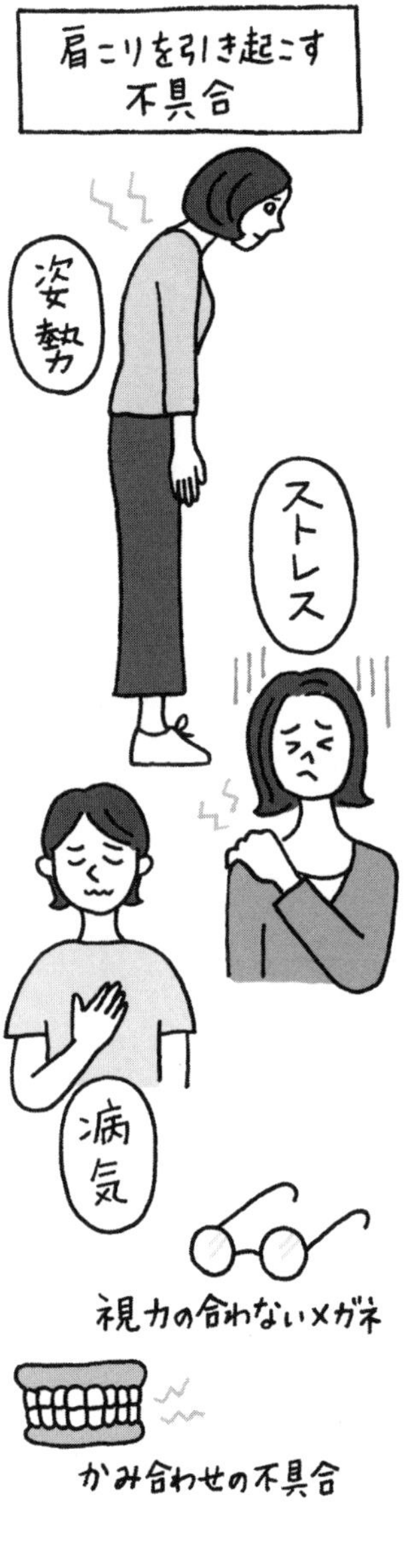
肩こりを引き起こす
不具合
姿勢
ストレス
病気
視力の合わないメガネ
かみ合わせの不具合

昔は「長命病」と呼ばれた「五十肩」

「肩が痛くて腕が動かせず、Tシャツの脱ぎ着ができない」「夜中に、肩に激痛が走り目がさめる」

多くの人が40代から50代にかけて、このような肩の強烈な痛みに襲われます。いわゆる「五十肩」と呼ばれ、江戸時代の文献にも見られます。自然に治癒するといわれていますが、当事者は、腕をのばして物をとったりなどの日常動作のたびに激痛に襲われ、大変な思いをします。最近は40代で発症すると「四十肩」とも呼ぶようです。

正式疾患名は「肩関節周囲炎」で、関節の周囲の組織に炎症が起こります。そのため肩関節を動かすと痛みが起こるのです。40代から50代は、加齢によって組織がもろくなり始める時期です。寿命が短かった江戸時代には、別名「長命病」とも呼ばれていました。

「鎖骨ほぐし」は急性期でも行なえます

回復までの経過は、①発症・急性期（2週間程度）→②慢性期（6カ月程度）→③回復期（1年〜）と比較的長い時間がかかります。

① 急性期—最も痛みが強いとき。肩は可動域が広いため、うっかり動かして痛い思いをする。

② 慢性期—痛みはおさまるが、肩が動かしにくくなる。無理に動かすと痛い。

③ 回復期—痛みが消えて、肩が動かしやすくなる。しかし、筋力が低下し、関節の可動域も狭まっていることが多いので、積極的に肩の運動を行なう。

このように、だいたいの人は自然治癒しますが、急性期に痛みがひどい場合は、受診すれば痛みを和らげる治療を受けることができます。

この本で紹介している、「鎖骨ほぐし（第3章）」や、「姿勢を整える体操（第4章）」は、よいリハビリになります。「鎖骨ほぐし」は急性期でも行なえます。ストレッチや体操は慢性期・回復期に行ない、肩が痛む動きはやめて、痛みがなくなってから行なってください。

肩は5つの関節からできている

肩の関節は、じつは5つあります（左ページの図参照）。

①**肩甲上腕《けんこうじょうわん》関節**—上腕骨と肩甲骨のつなぎめです。一般的に「肩関節」といえばこれをさします。

②**肩鎖《けんさ》関節**—肩甲骨と鎖骨のつなぎめです。肩甲骨は、鎖骨と腕をつないでいるともいえます。

③**胸鎖《きょうさ》関節**—胸骨と鎖骨のつなぎめです。腕は背骨でなく、肩甲骨と鎖骨を介して胸骨につながっています。

④**第二肩関節**—上腕骨と肩甲骨のすきま。①から③のような、関節包に覆われた解剖学的な関節ではありませんが、①の肩甲上腕関節の動きをサポートする機能的関節です。五十肩ではこの部分に炎症が起こることが多いのです。

⑤**肩甲胸郭《けんこうきょうかく》関節**—肩甲骨と肋骨《ろっこつ》のすきまで、実際には肋骨は筋肉に覆われていま

す。肩甲骨は肋骨の上をスライドしているイメージです。

やはり①の肩甲上腕関節の動きをサポートする機能的関節です。

私たちの腕は、左右上下前後斜めに動かすことができます。その動きをこの5つの関節が担っています。

腕や肩を動かして、この5つの動きを感じてみてください。

● 肩の5つの関節

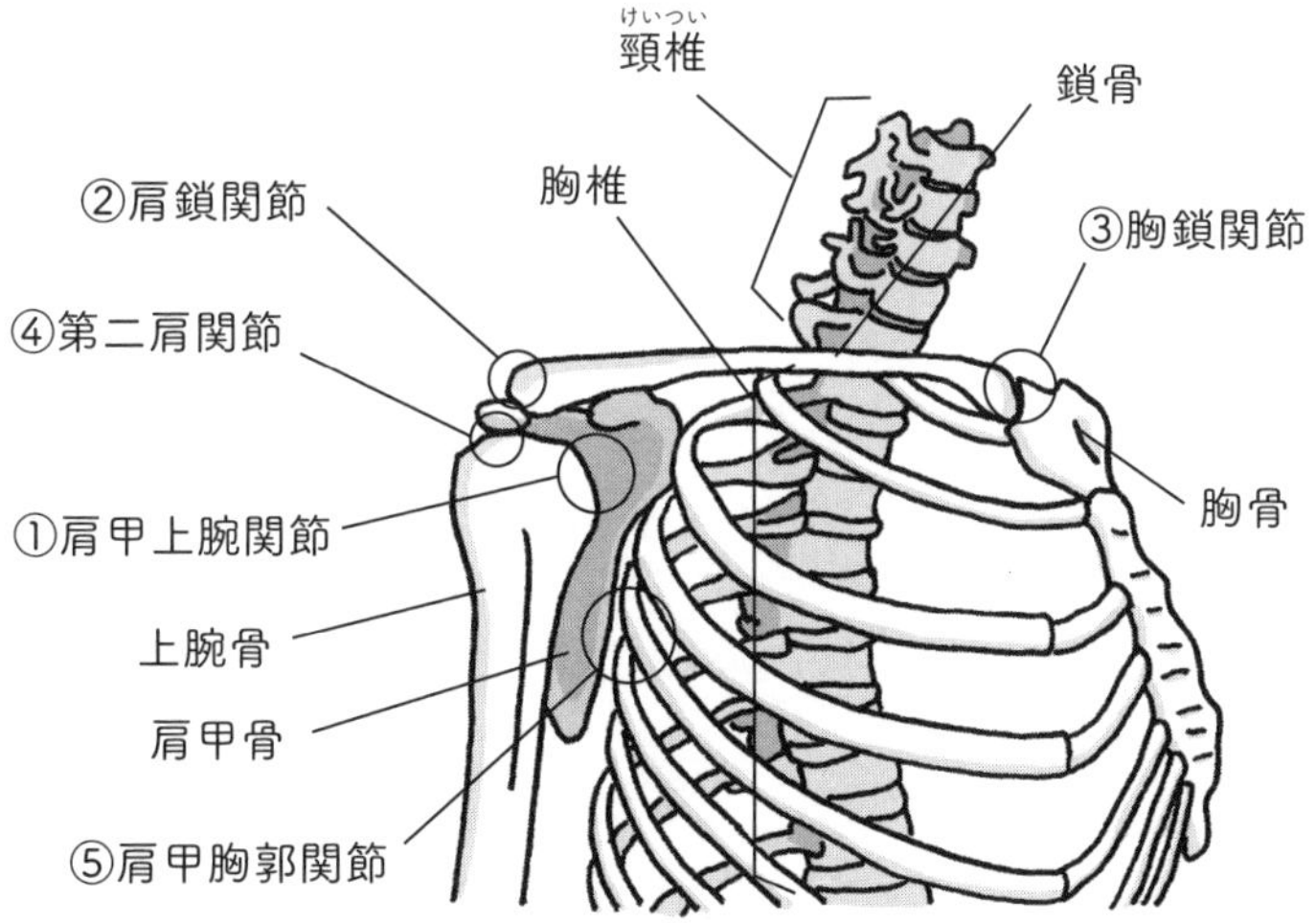

肩を動かすときには、①の肩甲上腕関節だけでなく、5つの関節を使うことを意識する

鎖骨も動かして肩の不調を予防しましょう

私は理学療法士として整形外科病院に勤務し、肩の不調に悩む多くの患者さんと向き合ってきました。その中でたとえば五十肩の患者さんは、①の肩甲上腕関節だけを使っている場合が多いことに気づきました。１カ所だけに運動の負担が集中してしまっているのです。そしてこれは、他の肩の不調にもあてはまります。

③の胸鎖関節や⑤の肩甲胸郭関節の働きは、気づきにくいものです。肩を動かすときに、胸側の鎖骨や背中側の肩甲骨も動いているのだとまず意識することで、①～⑤の関節をうまく使えるようになります。

５つの関節をまんべんなく使うことを意識して、肩の不調を予防しましょう。

第2章

鎖骨美人は肩も健康

鎖骨の動きをチェック

鎖骨の動き チェックリスト

あてはまる項目をチェックしてください

- □腕を頭の上までのばせない
- □肩をまわすとゴリゴリ音がする
- □肩をとっさに動かして痛かったことがある
- □夜寝ているときに、肩が痛む（痛みで起きてしまう）

解　説

□チェックの数が0

今は鎖骨がよく動いています

□チェックの数が1～4

鎖骨や肩甲骨の動きがよくありません

私たち人間の肩は、腕のつけねだけでなく、鎖骨や肩甲骨まで含めた広い範囲からできています。そして、肩全体を使って腕などを動かすしくみになっています。

しかし、知らず知らずのうちに、腕のつけねの関節だけを使う動きになってしまっていることが多いのです。すると、1カ所だけに負担がかかり、肩こりや五十肩、さらには変形性肩関節症になりやすい状態になります。

チェックリストにあてはまった人は、鎖骨や肩甲骨の動きがよくありません。54ページの「鎖骨の動きがわかるエクササイズ」を行ない、鎖骨を意識的に動かすようにしましょう。意識することで、だんだんと日常の動作で鎖骨を使えるようになります。

また、チェックリストで問題がなかった人も、鎖骨の動きを知り、意識することで、より肩全体を使った動きが行なえるようになり、将来、肩の不調が起こりにくくなります。鎖骨を動かすことは肩こりにもよい影響があります。

鎖骨美人は健康美人

女性の正装であるローブ・デコルテ（襟のないドレス）や、夏の首元のチャームポイントは鎖骨です。鎖骨がくっきりと見えていると、エレガントで魅力的です。

そして、鎖骨は健康のバロメーターでもあります。

第1章で、肩の不調に悩む患者さんは、肩の動かし方が偏っていると説明しましたが、特に鎖骨が動いていないことが多いのです。肩がこる人、肩を痛めやすい人、頭痛持ちの人の多くは、鎖骨が動いていません。動いていない部分には脂肪がたまります。また、姿勢が悪い場合も鎖骨の上に脂肪がたまります。第4章で説明しますが、姿勢が悪いと肩こりなど肩の不調につながります。

このように、鎖骨の上に脂肪がたまっているのは、鎖骨の動きや姿勢が悪いためであり、肩の不調が起こりやすいと考えられます。

鎖骨がくっきり見える人は健康です

また、鎖骨の周囲には、リンパの集まる場所「節《せつ》」がたくさんあります。リンパは細胞の老廃物を回収・運搬し、免疫機能も担っています。鎖骨の動きが悪く周辺の筋肉が硬くなると、このリンパの流れが悪くなり、老廃物がたまってしまいます。

あなたの鎖骨は、くっきりと見えますか？ 見えないのであれば、鎖骨の動きが悪く脂肪がついているのかもしれません。また、姿勢が悪くても鎖骨がくっきりと見えません。

いっぽう鎖骨がくっきりと見える人は、鎖骨がよく動き、姿勢がよい人であることが多いのです。

鎖骨美人は健康美人です。鎖骨美人をめざしましょう。

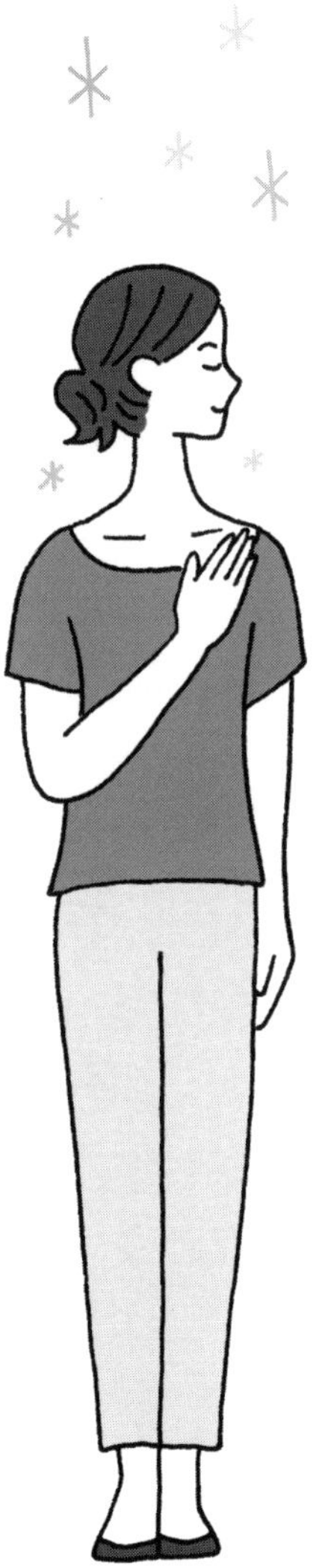

細い鎖骨が腕と胴体をつないでいる

まずは、鎖骨の体内での位置や動きをイメージしてみましょう。

左ページの図を見てください。

鎖骨は肩甲骨と胸骨につながっています。腕と胴体をつないでいるのは、たった1本の細い鎖骨（と肩甲骨）なのです。正確には、つないでいるのは、胸鎖関節ということになります。

子どもの頃、鉄棒にぶらさがったことがあると思いますが、腕の下にぶらさがった重い胴体は胸鎖関節だけでつながっていたのです。

動きを確認してみましょう。左手で右の鎖骨にさわりながら右腕をあげてみてください。腕をあげると、鎖骨もあがります。リュックサックを背負うとショルダーベルト（背負いひも）が鎖骨をおさえるので、背負っていないときに比べて腕があがりません。これもできれば試してみてください。

● 鎖骨の位置

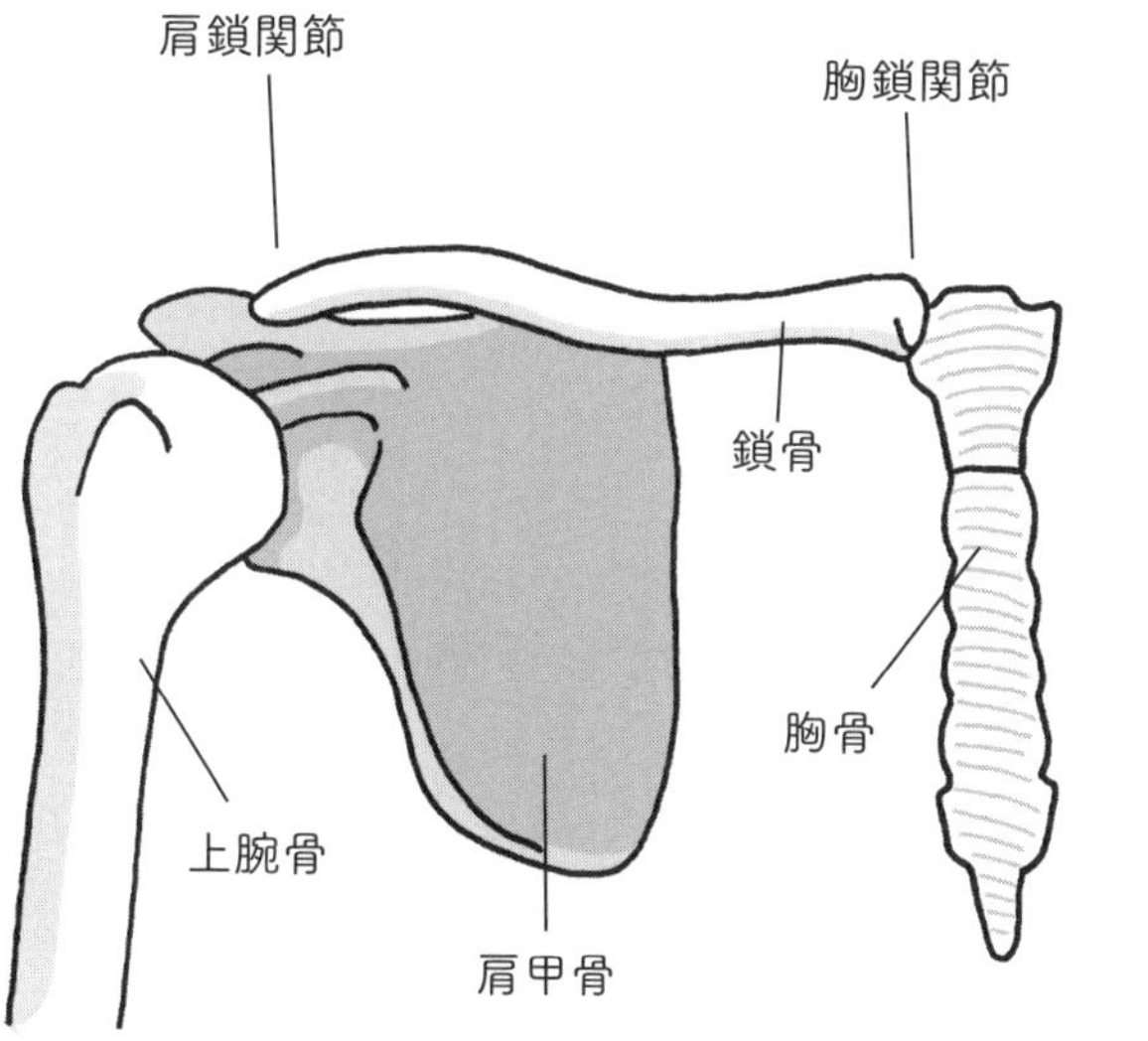
肩鎖関節
胸鎖関節
鎖骨
胸骨
上腕骨
肩甲骨

鎖骨（と肩甲骨）は、腕と胴体をつなぐ唯一の骨である

ネコにはあってイヌにはない鎖骨

私たち人間の鎖骨の働きを知るために他の動物と比べてみましょう。じつはイヌには鎖骨がありません。ウマやウシにもありません。どういう構造になっているかというと、人間の腕にあたる前脚が直接胸骨とつながっています。さらにつなぎめは関節でなくやわらかい筋肉です。なぜかというと、イヌやウマといった四足動物は、走るときに後ろ脚で蹴って、前脚で着地します。前脚には体重の何倍もの負荷がかかるため、鎖骨があると胸骨から背骨に衝撃がじかに伝わってしまいます。背骨がこわれてしまうかもしれません。そこでやわらかい筋肉のみで連結し、衝撃を緩和しているのです。

しかし、ネコには鎖骨があります。といっても、どの骨にもつながっておらず、宙に浮いている（筋肉にうまっている）状態です。この鎖骨があるため、ネコは前脚を使って木に登ったり獲物を捕らえたりできるのです。猫パンチもくりだせます。同じネコ科でもチーターは、速く走ることを優先した骨格のため鎖骨がありません。
リスも鎖骨があり、前脚でくるみなどのえさをつかんで食べます。

腕を自由に動かせるのは鎖骨のおかげ

動物は、進化の中で、鎖骨の形が変わってきました。恐竜には鎖骨があったので、イヌやウマの鎖骨は退化して消えてしまったのだと考えられます。ネコの鎖骨も退化して関節を失ったのでしょう。ちなみに、恐竜から直接進化したと考えられているトリは鎖骨がありますが、左右がつながってV字型をしているので「叉骨《さこつ》」と書くこともあります。恐竜にも「叉骨」があったことがわかっています。

鎖骨が残る人間やサルは、二足歩行をし、腕を器用に使います。肩や腕、さらには手指の関節を柔軟に動かすことで、赤ちゃんを抱いたり食べ物を集めたりとさまざまな動きを行ないます。仮に鎖骨がなく、腕が直接、胸骨や背骨につながっていたらどうなるでしょう？　胸がじゃまになって腕は前後に動かなくなります。胸骨から左右にのびる鎖骨の先にぶらさがっているから、腕は自由に動かせるのです。

鎖骨が、私たちの日常動作に重要であることがおわかりいただけたと思います。

鍵の形をした鎖骨のちょっといい話

人間の鎖骨は、ゆるやかなS字カーブを描いています。

英語では、【clavicle】と呼びますが、これはラテン語で「巻きひげ、かんぬき、小さな鍵」を意味する【clavicula】から来ています。鍵に形が似ているからでしょう。また、【collarbone】とも呼びますが、これは、「襟の骨」という意味です。

漢字で鎖骨と書くのは、鍵が鎖《とざ》すものだからともいわれています。

この鎖骨は仏教では大切な骨で、お釈迦《しゃか》様の入滅後、その鎖骨を塔（ストゥーパ）に納めて礼拝したのがお墓の始まりだといわれています。

ところで、鎖骨は骨折しやすい骨でもあります。全骨折中の10％ぐらいにもあたります。子どもの骨折も多いのですが、バンドなどで固定すればうまくつきます。しかし、大人で特に筋肉が発達している場合は、骨折部がずれてしまうため手術することもあります。

物理学者の名エッセイストも鎖骨に注目

鎖骨が骨折しやすいことをとらえて、物理学者で名エッセイストの寺田寅彦《てらだとらひこ》氏が、鎖骨の役割についてこんな文章を残しています。子どもが階段から落ちて鎖骨を折ったときの話です。幸い無事回復することがわかって、その後にこう続けます。

「鎖骨というものはこういう場合に折れるためにできているのだそうである。これが、いわば安全弁のような役目をして気持ちよく折れてくれるので、その身代わりのおかげで肋骨その他のもっとだいじなものが救われるという話である…（中略）…天然のものは何を見ても実に巧妙にできている」

さらに鎖骨の役割を家屋にも応用できないかと綴《つづ》ります。

「それで自分の素人考えでは、いっその事、どこか『家屋の鎖骨』を設計施工しておいて、大地震がくれば必ずそこが折れるようにしておく。しかしそのかわり他のだいじな致命的な部分はそのおかげで助かるというようにすることはできないものかと思う。」（寺田寅彦随筆集第四巻『鎖骨』より）

物理学者だけあって、鎖骨を研究の「鍵」にしようとする発想はすばらしいものです。

願いがかなうウイッシュボーン

「鎖骨」のとっておきのいい話をもうひとつ。

トリの鎖骨は、左右がつながったV字型の骨で、「叉骨」とも書くことは前項でご説明しました。さらに英語ではウイッシュボーン【wishbone】とも呼ばれます。「願いの骨」です。

食事の後にお皿に残った、トリのV字鎖骨の両端を、二人で引っ張ります。長いほうの骨をとった人の願いがかなうとされているのです。

クリスマスパーティなどで、トリのごちそうを食べるときには、ぜひ鎖骨に注目して、だれかとウイッシュボーンを試してみてください。

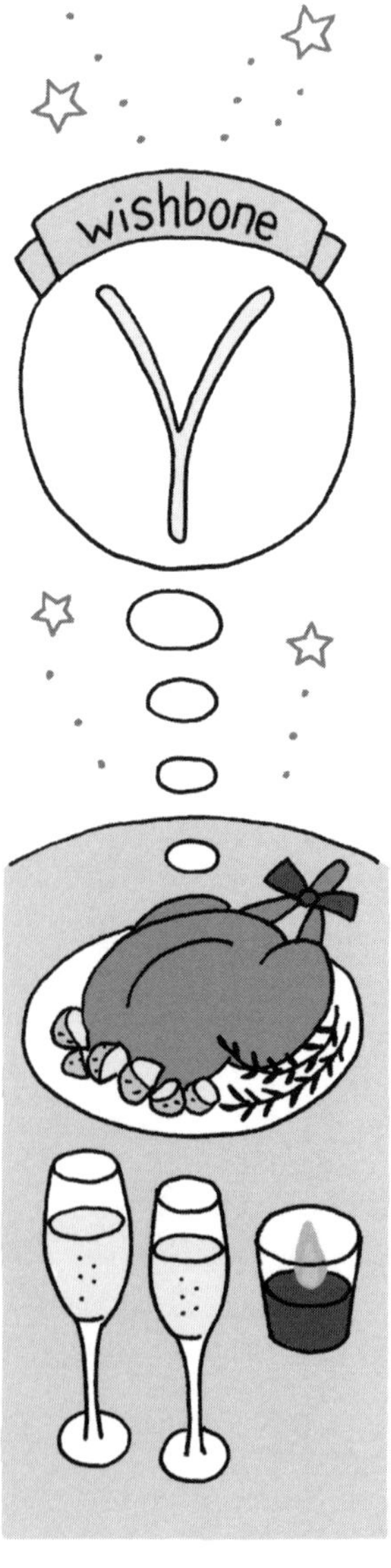

鎖骨が動かない人は肩の不調を生じやすい

私は多くの患者さんに接する中で、鎖骨の動きが悪い人は肩に不調を生じやすいことに気づきました。

腕をあげてみてください。肩の痛い人は、肩を上にすくめるように引いてそろそろと腕を持ちあげることが多いのです。筋肉がこわばり、鎖骨が動いていません。

今度は、姿勢よく胸を張って、前方に腕を振るようにしてあげてみてください。先ほどより軽く腕があがります。鎖骨にさわりながらあげると、鎖骨が動いていることがわかります。肩を痛めている人も、このほうがあげやすいのです。

つまり鎖骨を使うようにすると、肩の負担が少なくなるのです。

落ち込んでいると鎖骨が動かない

もうひとつ試してみましょう。

悲しいことを考えてみてください。そして、次に楽しいことを考えてみてください。

姿勢が変わることに気づいていただけたでしょうか？

気持ちが落ち込んでいるときには、背中が丸まって姿勢が悪くなります。この姿勢で腕をあげてみてください。ひっかかった感じであげにくいでしょう。

いっぽう気持ちが明るいとき、楽しいとき、前向きなときには、顔があがって姿勢がよくなります。腕をあげてみると、軽くあげられることがわかります。

つまり、気持ちが落ち込んでいると、鎖骨が動きにくくなり、肩に負担がかかることで、肩こりや肩の不調につながるのです。

なで肩の人は胸郭出口症候群に注意

また、鎖骨の動きが悪いことは、手のしびれや、腕の重さ、だるさにつながることもあります。

鎖骨と第1肋骨のすきまを「胸郭出口」と呼び、左右にあるこの狭いすきまを、神経の束や血管（動脈・静脈）が通っています。鎖骨の動きが悪いなどで、肩の筋肉が硬くこってしまうと、腕へとつながる神経や血管を圧迫します。すると、手のだるさや腕のしびれといった症状が出ることがあり、「胸郭出口症候群」と呼ばれます。特になで肩の人、重いものを持ち運ぶことの多い仕事をしている人に出やすいといわれています。

鎖骨が動かないことによる不調は、鎖骨を動かすとともに、硬くなってしまった鎖骨周囲の筋肉をほぐすことで解消できます。鎖骨の動かし方は本章（54ページ）で、「鎖骨ほぐし」は第3章で説明します。

●胸郭出口

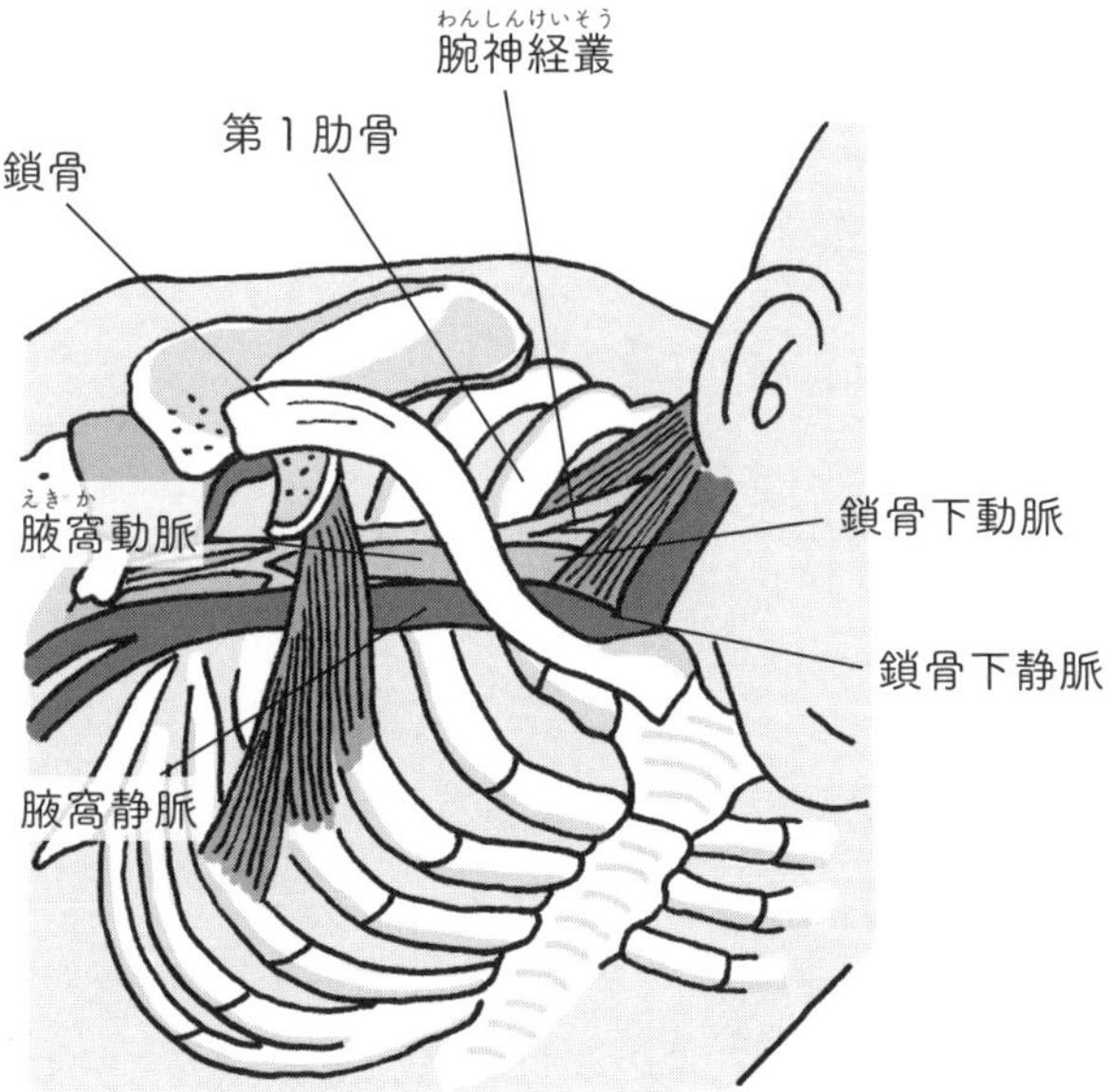

腕神経叢《わんしんけいそう》
第1肋骨
鎖骨
腋窩《えきか》動脈
鎖骨下動脈
鎖骨下静脈
腋窩静脈

鎖骨と第1肋骨の狭いすきまを、神経や血管が通り、腕に向かう

鎖骨周囲に多いリンパ節は免疫反応の中核

鎖骨の周囲にはリンパ節が多いことも、ご説明しておきましょう。「鎖骨ほぐし（第3章）」で、鎖骨周辺の組織をやわらかくすることが、リンパ系にもよい影響をおよぼすと考えられるからです。

私たちの体内には、心臓を中心に血管がはりめぐらされていることはよくご存じでしょう。心臓から送り出された血液は動脈血管を流れ、からだ中の細胞に酸素や栄養素を届けます。そして細胞から出た二酸化炭素や老廃物を受け取り、今度は静脈血管を流れ、心臓まで戻ります。この血液循環の「帰り道」ともいえる細胞から心臓への流れが、静脈のほかにリンパ系もあることがわかり、近年研究が進んできました。

リンパ液の流れは筋肉の動きやマッサージで促進されます

細胞に届けられた血液は、すべてが静脈へと回収されるのではありません。回収されなかった水分は組織液となって細胞をひたしています。この組織液の一部がリンパ管に入り、リンパ液となります。組織液には、老廃物や細菌、ウイルスなどが含まれます。リンパ管はからだの隅々から流れ出て、何度も合流して大きくなっていきます。この合流する場所が「節」です。

リンパ節には、リンパ球、マクロファージのような免疫細胞が集まっていて、細菌、ウイルスなどの異物と戦います。リンパ液は何度も節を通り、きれいな液体となって、最後は静脈にそそぎこみます。

● 鎖骨周辺のリンパ節

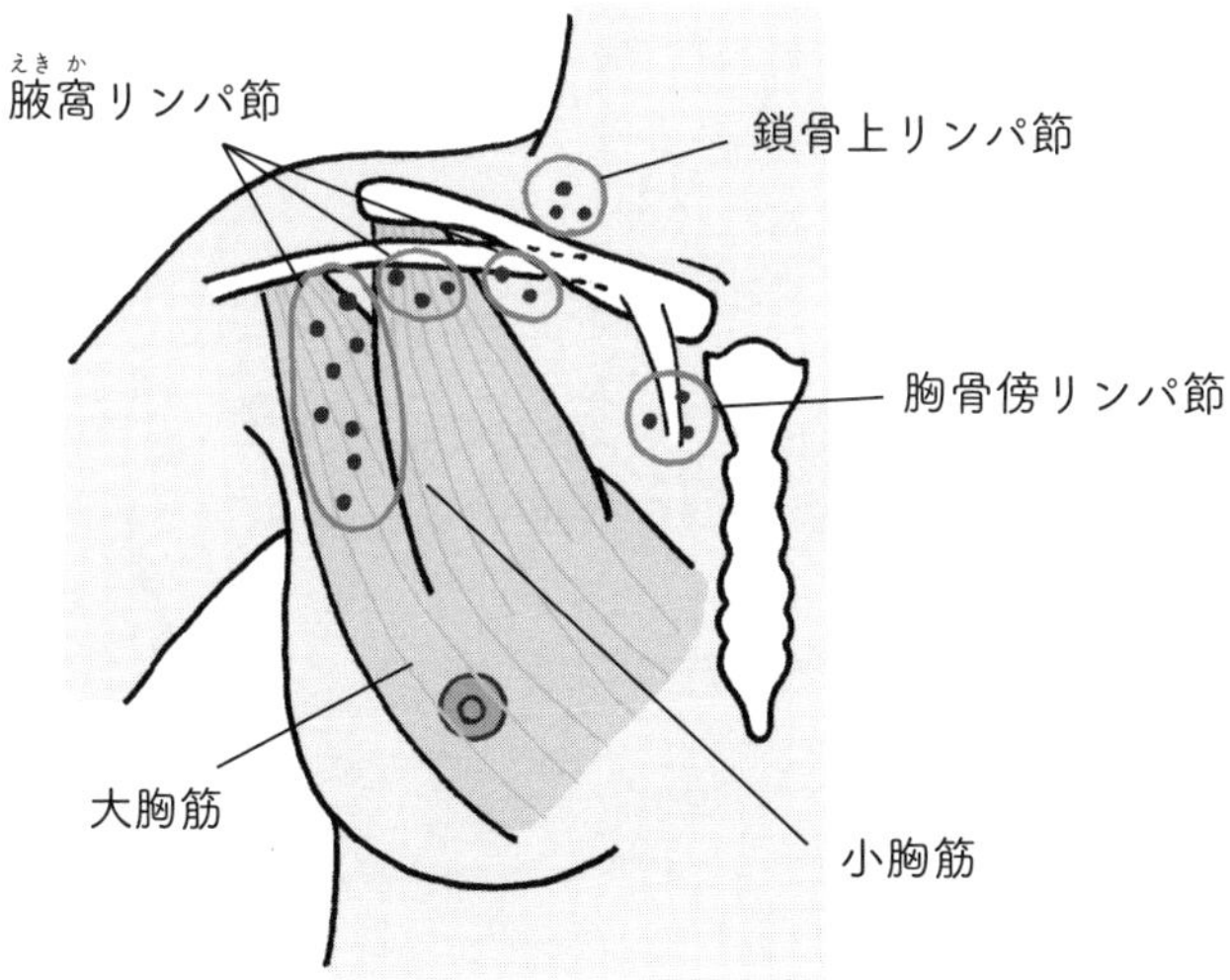

腋窩《えきか》リンパ節
鎖骨上リンパ節
胸骨傍リンパ節
大胸筋
小胸筋

鎖骨周辺にはリンパ節が多い

このようにリンパ節は、病気からからだを守る免疫反応の中核を担っています。ただ血管における心臓のような強力なポンプはなく、からだを動かしたときの筋肉による圧力、呼吸による肺の圧力などによってゆるやかにゆっくり流れています。また、体外からのマッサージも流れを促進します。鎖骨の周囲の組織が硬い人は、このリンパの流れが悪くなっていることもあるため、「鎖骨ほぐし」が有効だと考えられます。

● 血管系とリンパ系

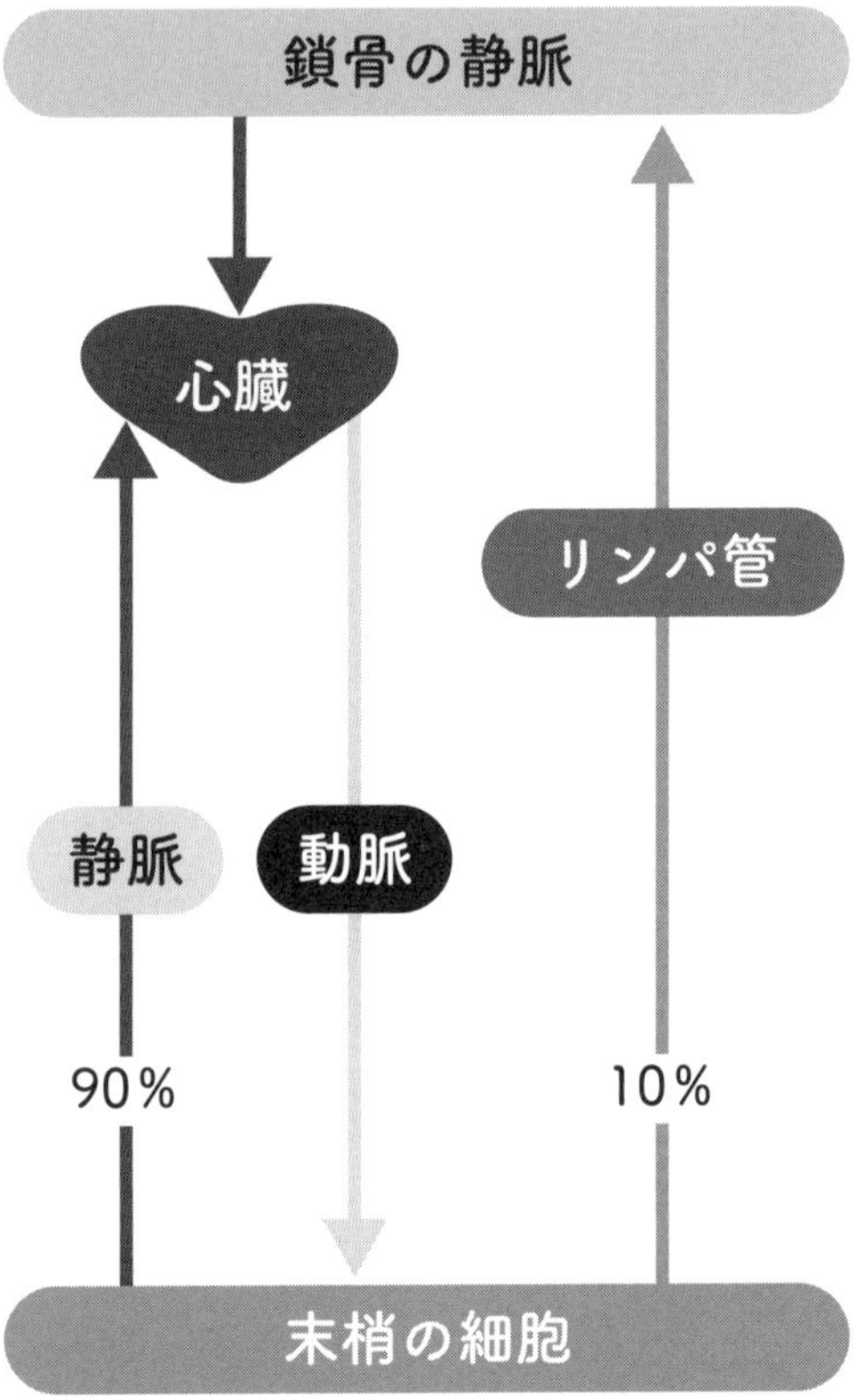

人体の体液の循環は血管系が約９割、リンパ系が１割である

● 全身のリンパ系

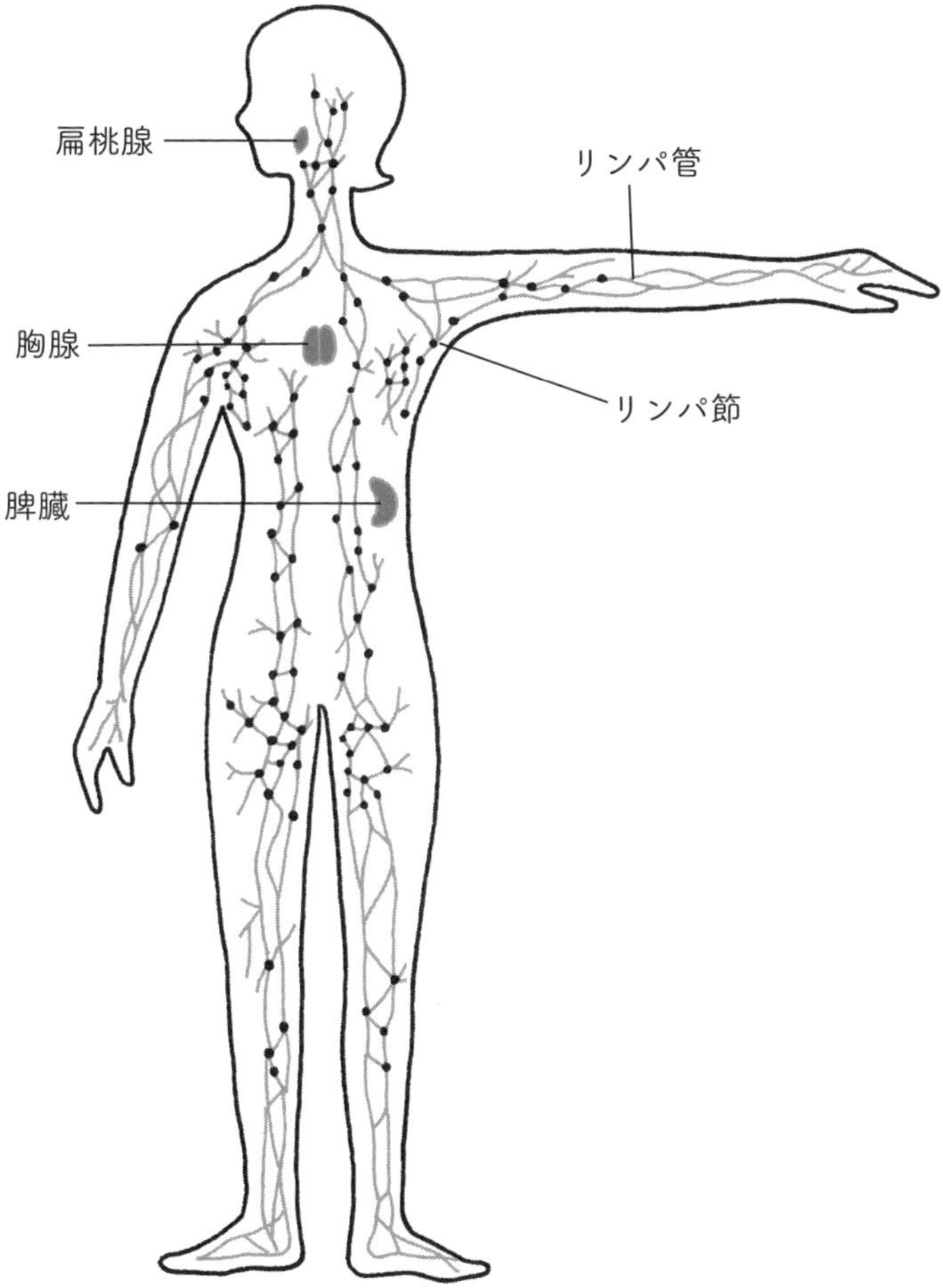

「扁桃腺《へんとうせん》」「脾臓《ひぞう》」もリンパ節である
リンパ節では、免疫細胞が細菌やウイルスなどの異物をやっつける
「胸腺」では、リンパ球が作られる

鎖骨の動きは6方向

私たちの体内で、肩の一部として鎖骨がどう動いているのかを確認しておきましょう。鎖骨の動きは、次の6つに分けられます。

動き1：肩を前に出す
鎖骨の肩側が前に出ます（前方牽引《けんいん》）

動き2：肩を後ろに引く
鎖骨の肩側が後ろにさがります
（後方牽引）

動き3：肩をすくめる
鎖骨の肩側が上にあがります（挙上《きょじょう》）

動き4：肩をさげる
鎖骨の肩側が下にさがります（下制）

動き5：（帯を後ろで結ぶように）腕を後ろにまわす
鎖骨が前に回転します
（前方回旋《かいせん》）

動き6：腕を上に持ちあげる
鎖骨が後ろに回転します
（後方回旋）

● 鎖骨の6つの動き

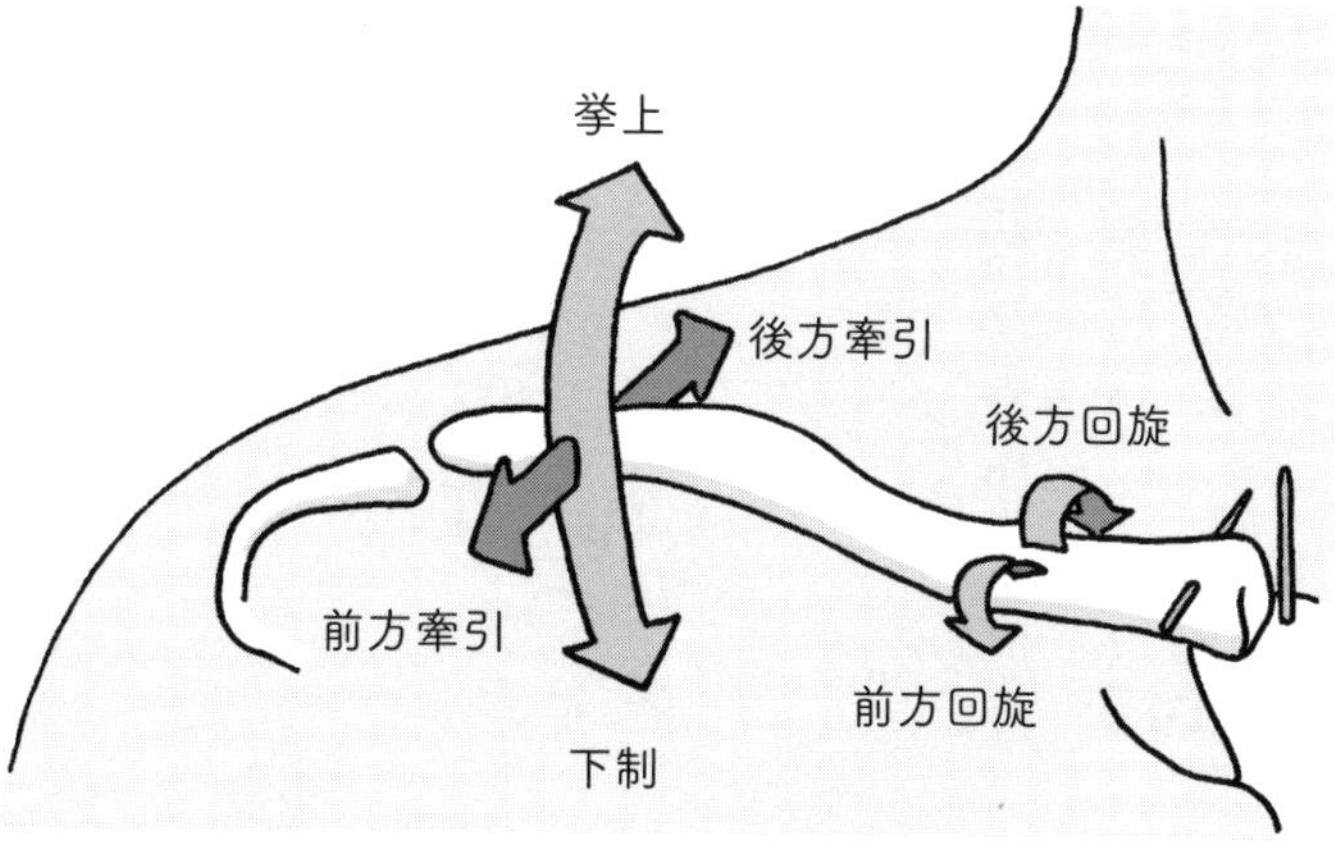

日常生活で腕を動かすと、肩の一部である鎖骨は6つの動きで対応する

鎖骨は腕とは反対の向きに回転運動しています

お気づきでしょうか？　腕を後ろに引くと、鎖骨は反対方向の前方に回転します。手をあげるときは、腕が前からあがりますが、このときも鎖骨は反対方向の後方に回転します。このように鎖骨が回転運動することで、腕をスムーズに動かすことができるのです。

鎖骨が状況に合わせて、6つの動きをじゅうぶんに行なっていれば、肩を痛めにくく、肩こりもしにくくなります。さらに変形性肩関節症や五十肩の予防にもつながります。

鎖骨の回転

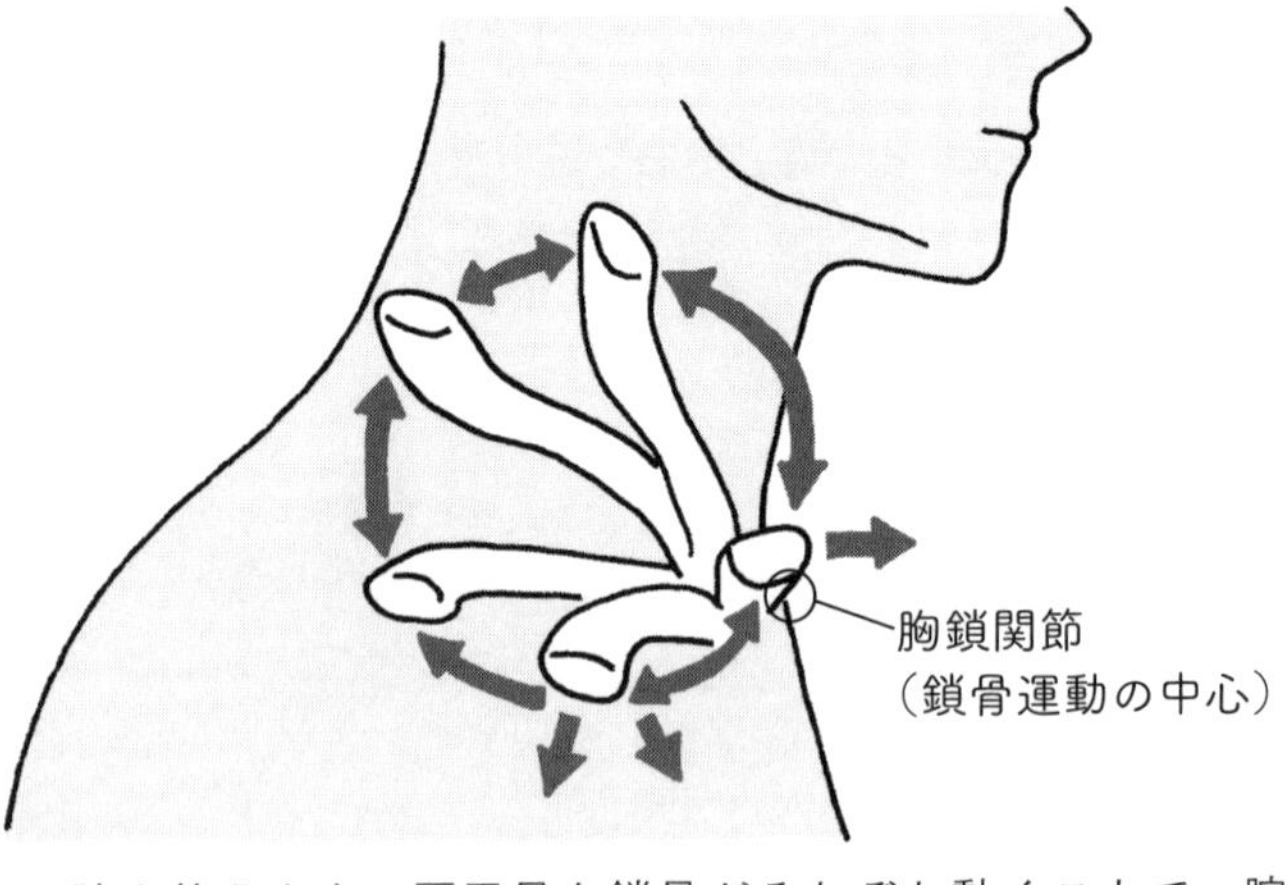

私たちが腕を使うとき、肩甲骨と鎖骨がそれぞれ動くことで、腕の動き、肩の動きをスムーズにしている

筋肉が関節を動かす

これまで、骨格や骨をつなぐ関節のしくみを見てきましたが、これだけではからだは動きません。骨を動かす筋肉が必要です。骨につく筋肉は、内臓や心臓の筋肉と区別され骨格筋と呼ばれますが、一般に筋肉といえばこの骨格筋をさします。

筋肉が骨を動かすしくみは、下図のようになります。腱で骨につながった筋肉が収縮すると関節が曲がります。元に戻るときには、筋肉がゆるみます。腕などでは、骨の反対側にも筋肉がついて、曲げるときにゆるみ、元に戻すときに収縮するという反対の動きをしています。私たちの全身には左右に各約300、計約600もの筋肉があり、骨格を動かしています。

骨が動くしくみ

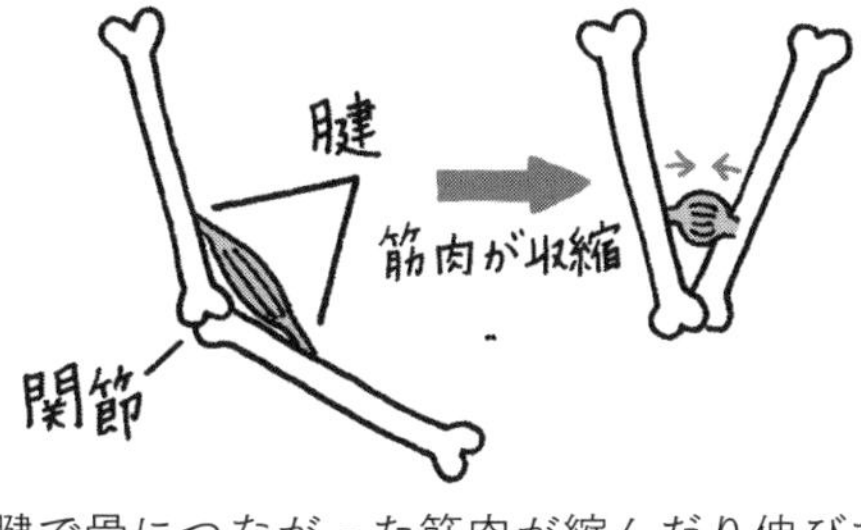

腱で骨につながった筋肉が縮んだり伸びたりすることで関節が動く

鎖骨を動かす5つの筋肉

それでは、鎖骨についている筋肉をご紹介しましょう。
左ページの図を見てください。
鎖骨には5種類の筋肉がついています。

①胸鎖《きょうさ》乳突筋《にゅうとつきん》

後頭部と鎖骨をつないでいます。スマートフォン（以下スマホ）やパソコンに長時間向かうとこりやすいです。

②僧帽筋《そうぼうきん》上《じょう》部《ぶ》線維《せんい》

僧帽筋は修道士のフードのように肩から背中を覆っている筋肉で、肩から前にたれた上部線維が鎖骨とつながっています。別名「肩こり筋」ともいい、肩こりを訴える多くの人は、この筋肉がこっています。

③鎖骨《さこつ》下《か》筋《きん》

大胸筋の奥にある深層筋（インナーマッスル）です。鎖骨を下に動かし、また胸鎖関節を保護しています。

④大胸筋《だいきょうきん》鎖骨部《さこつぶ》

鎖骨、胸骨、肋骨（第1〜4）と、腕の骨をつなぐ、広く大きい筋肉です。鍛えると「胸板が厚い」「筋肉ムキムキ」といわれる形状になります。

⑤ 三角筋《さんかくきん》前部《ぜんぶ》線維《せんい》

三角筋は肩を大きな肩章《けんしょう》のように覆っている筋肉です。「投げる」動きに関係が深いです。

● 鎖骨を動かす筋肉

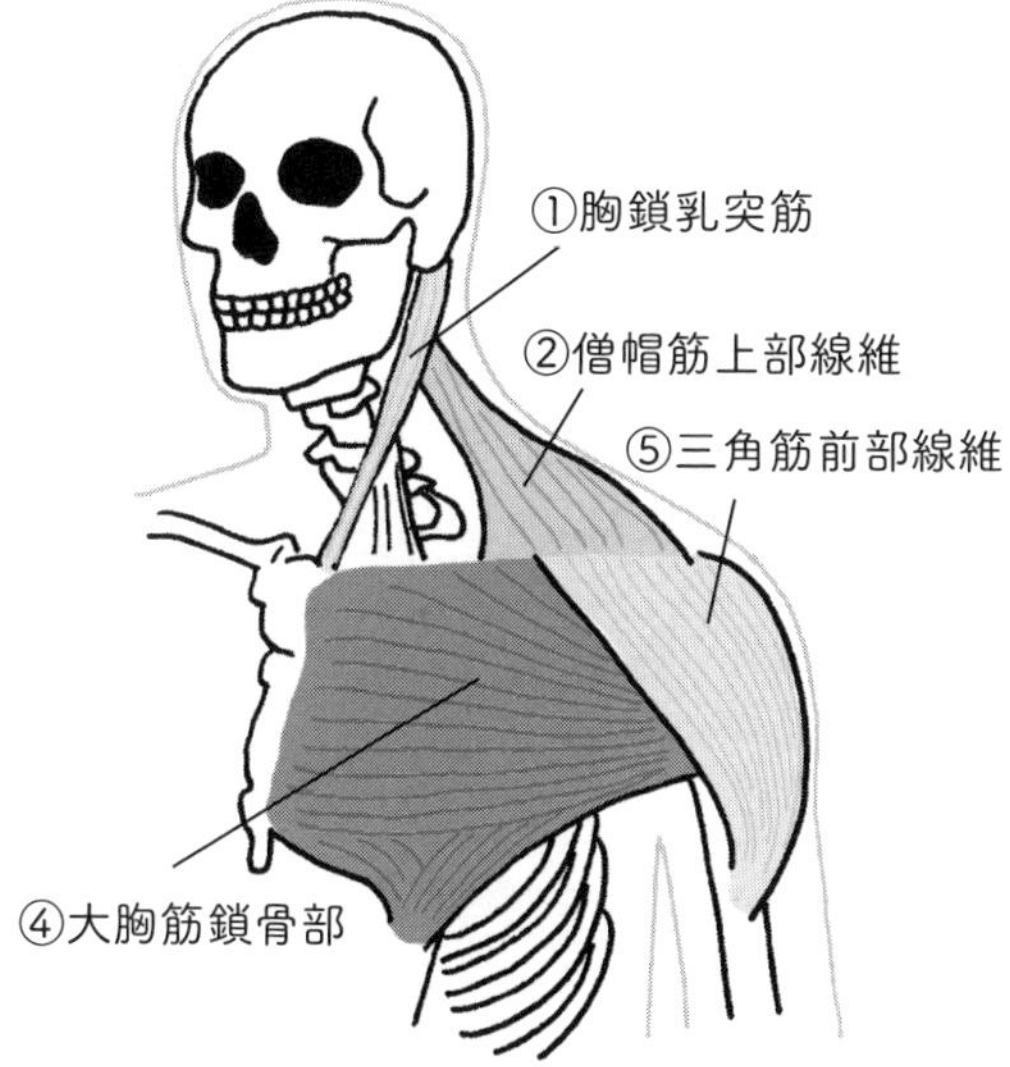

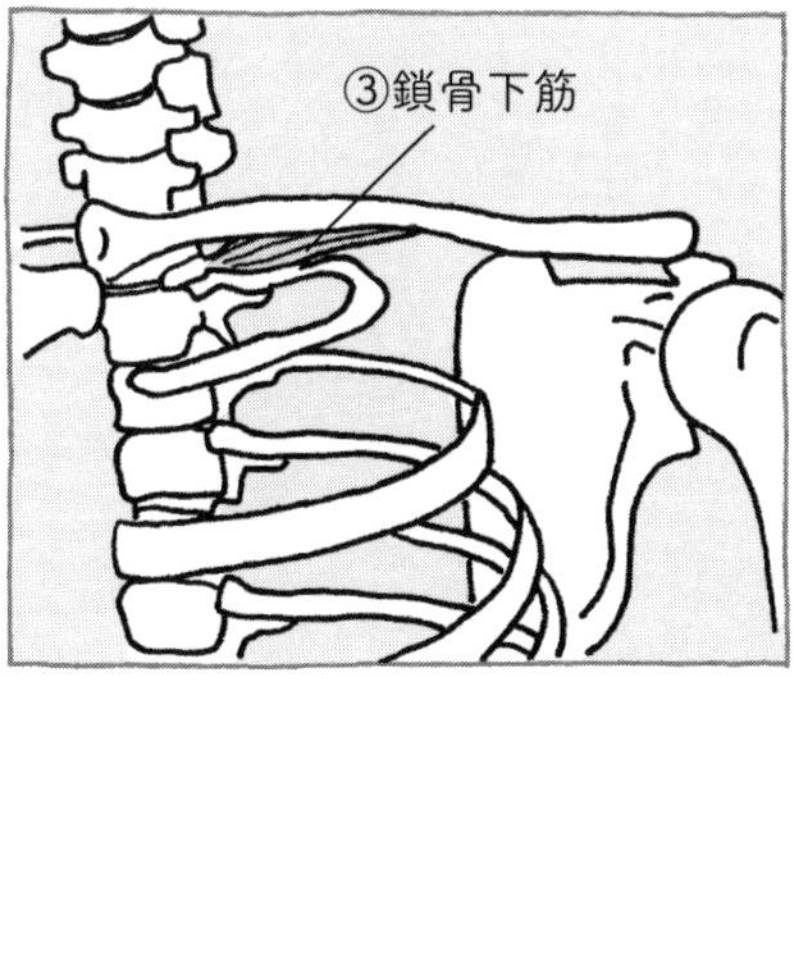

鎖骨の動きがわかるエクササイズ

前項までで、腕や肩を動かすときに鎖骨がどう動いているかがイメージできるようになったでしょうか。ここでは鎖骨の動きを確認する運動をしてみましょう。

実際に鎖骨を動かして、鎖骨の動きがわかる肩のエクササイズをご紹介します。ときどき手で鎖骨にさわり、動きを確認してください。

30ページのチェックリストで、鎖骨がよく動いていなかった人は、このエクササイズを行なうことで肩が軽くなるでしょう。

まず鎖骨の動きを意識することが、日常生活で鎖骨を動かすことにつながります。

そして、鎖骨を動かすと不調が起こりにくい肩の使い方ができ、肩こりも軽減されます。

第3章、「鎖骨ほぐし」は、ぜひ毎日行なってください。

鎖骨エクササイズ1

鎖骨を後ろに引く

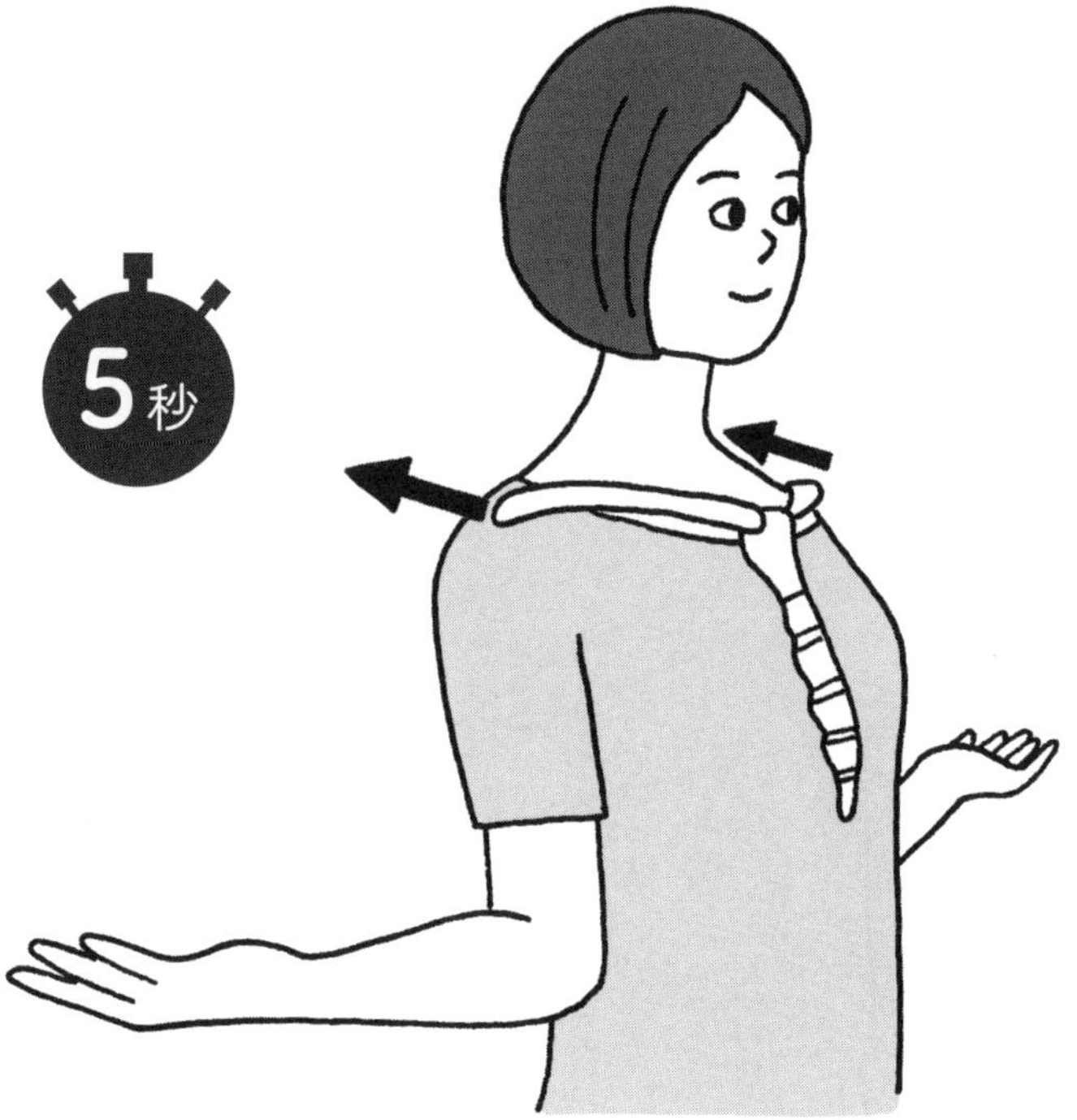

❶ 背すじをのばし、姿勢をよくします

❷ ひじを90度に曲げます。手のひらは上向きに

❸ 視線はまっすぐ前を見ます

❹ 鎖骨が後ろに下がっているのを意識しながら胸を張りましょう（5秒）

〔行なう目安〕1セット5～10回・1日3セット

鎖骨エクササイズ2

鎖骨を前に突き出す

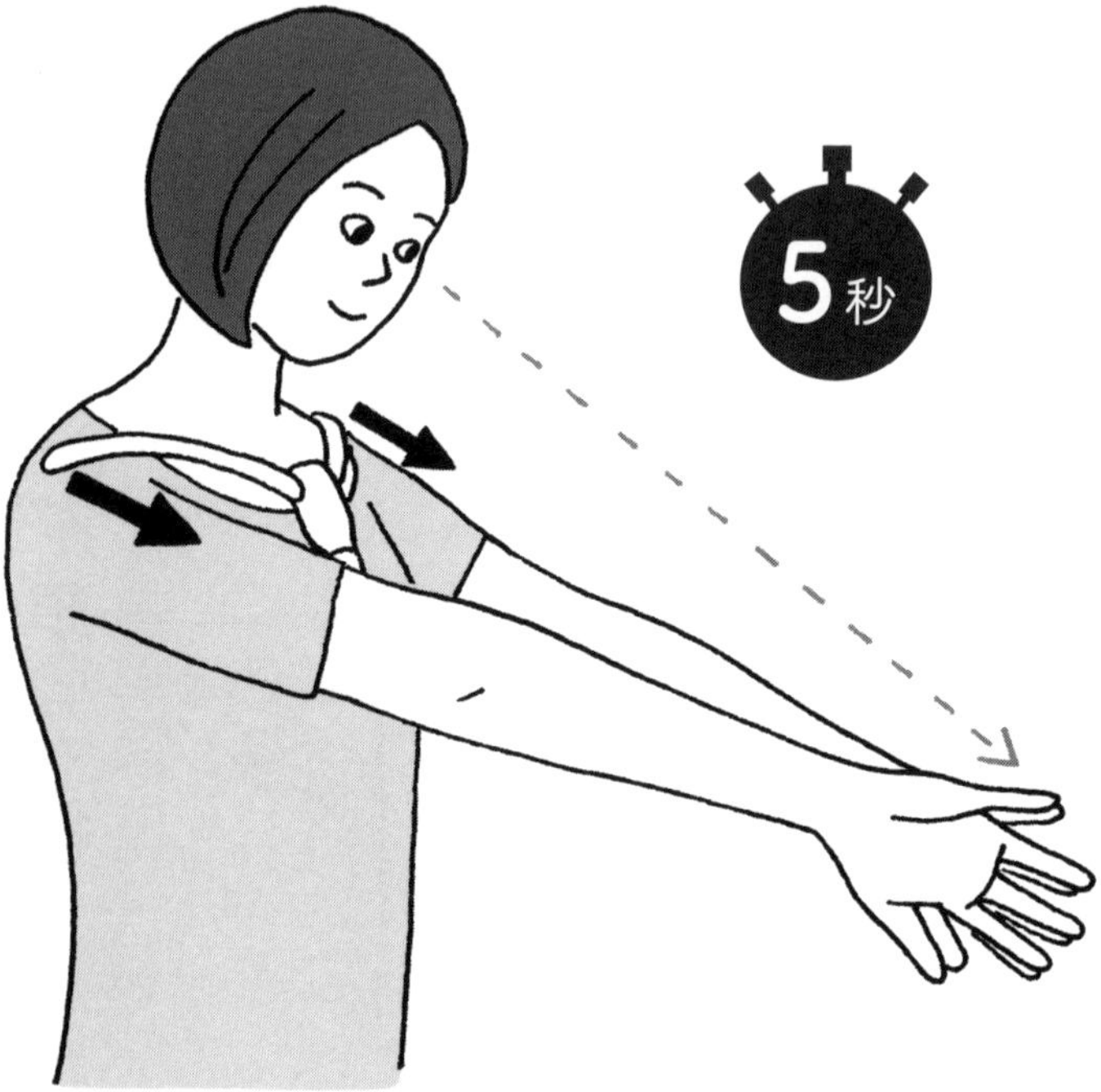

❶ 背すじをのばし、姿勢をよくします

❷ 両腕を前に出し、親指を下にして手の甲を合わせます

❸ 両手の小指の先を見ます

❹ 鎖骨が前に出ているのを意識しながら手を前に突き出しましょう（5秒）

〔行なう目安〕1セット5〜10回・1日3セット

鎖骨エクササイズ3

鎖骨を上に持ちあげる

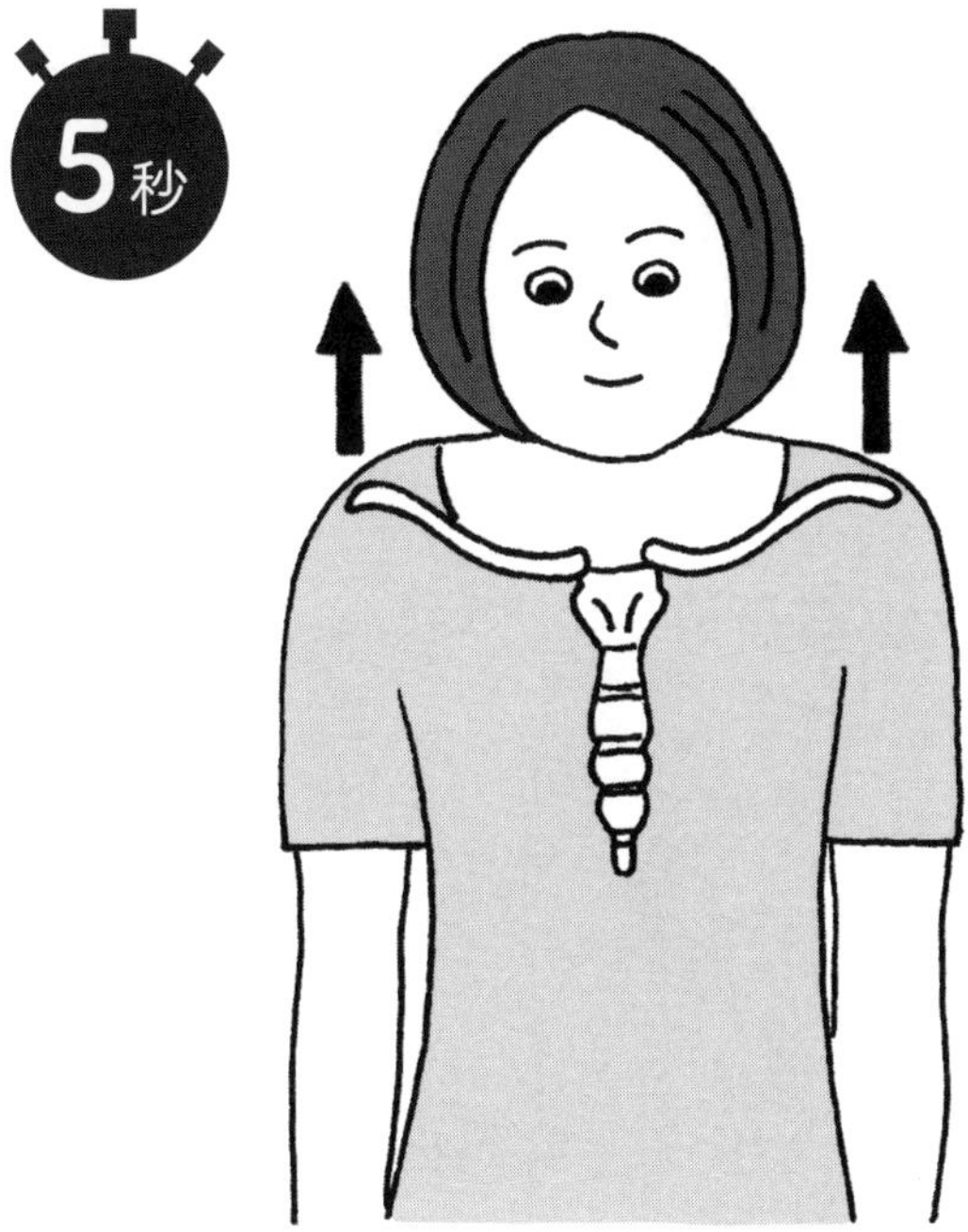

❶ 姿勢をよくし、両腕を脇にたらします

❷ 両肩を上にあげます

❸ 視線を落とします

❹ 鎖骨があがっているのを意識しましょう（5秒）

［行なう目安］ 1セット5～10回・1日3セット

鎖骨エクササイズ4

鎖骨を下にさげる

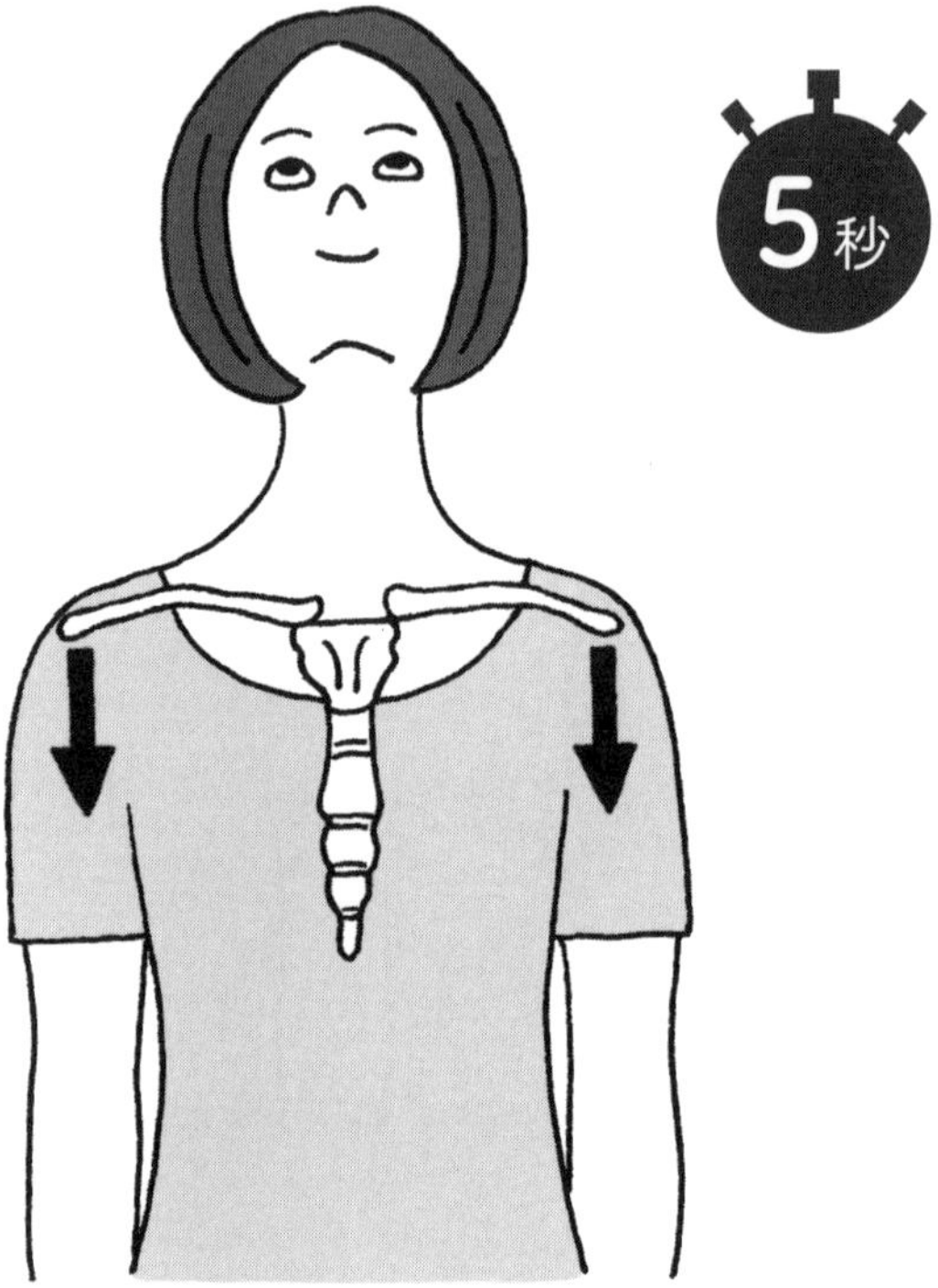

❶ 姿勢をよくし、両腕を脇にたらします

❷ 両肩を下にさげます

❸ このとき、視線を上にあげます（5秒）

❹ 鎖骨がさがっているのを意識しましょう

［行なう目安］ 1セット5～10回・1日3セット

第3章

変形性肩関節症を防ぐ・改善する「鎖骨ほぐし」

「鎖骨ほぐし」は「皮膚をつまむ」

「鎖骨ほぐし」は、鎖骨についている筋肉のマッサージです。しかし、一般的にイメージされるマッサージとは少し違います。「皮膚をつまむ」のです。正確にいうと、筋肉にくっついている皮膚をつまんではがします。

全身は一枚の皮でつながっています。使わないで硬くなった筋肉があるとひっかかって他の部分が窮屈になります。その窮屈さは、きついジーンズをはいているイメージです。しゃがもうとしても、圧迫されてうまくからだが動きません。

鎖骨周辺の筋肉が硬くなると、皮膚がつっぱって肩が動きにくくなることがあります。そこで、筋肉をほぐしながら、皮膚をはがしてすべりをよくするのです。実際に外科的治療では、慢性的な肩こりで痛みがひどい場合などには、硬くなった皮膚と筋肉の間に生理食塩水を注入し、癒着《ゆちゃく》をはがすことが行なわれています。

郵便はがき

料金受取人払郵便

京都中央局
承認

3252

差出有効期間
2022年7月31日
まで

(切手は不要です)

601-8790

205

京都市南区西九条
北ノ内町十一

PHP研究所
家庭教育普及部
お客様アンケート係 行

1060

ご住所 □□□-□□□□	
TEL :	
お名前	ご年齢 歳
メールアドレス	@

今後、PHPから各種ご案内やメルマガ、アンケートのお願いをお送りしてもよろしいでしょうか? □YES □NO

<個人情報の取り扱いについて>

ご記入頂いたアンケートは、商品の企画や各種ご案内に利用し、その目的以外の利用はいたしません。なお、頂いたご意見はパンフレット等に無記名にて掲載させて頂く場合もあります。この件のお問い合わせにつきましては下記までご連絡ください。

(PHP研究所 家庭教育普及部 TEL.075-681-8554 FAX.050-3606-4468)

PHPアンケートカード

PHP の商品をお求めいただきありがとうございます。
あなたの感想をぜひお聞かせください。

お買い上げいただいた本の題名は何ですか。

どこで購入されましたか。

ご購入された理由を教えてください。（複数回答可）

1 テーマ·内容 2 題名 3 作者 4 おすすめされた 5 表紙のデザイン
6 その他（ ）

ご購入いただいていかがでしたか。

1 とてもよかった 2 よかった 3 ふつう 4 よくなかった 5 残念だった

ご感想などをご自由にお書きください。

あなたが今、欲しいと思う本のテーマや題名を教えてください。

硬い筋肉をほぐし、肩の不調を改善

筋肉は使わないと硬くなります。「鎖骨ほぐし」では、鎖骨がじゅうぶんに動いていないために硬くなった筋肉をほぐすことで、肩の不調を改善していきます。五十肩などで、肩に炎症がある人でも行なっていただけます。また、第2章でも説明したように、鎖骨の周囲には神経や血管、リンパ管が通っています。鎖骨の筋肉が硬くなると、これらを圧迫して、腕のしびれやむくみなどを引き起こすことがあります。鎖骨の筋肉をほぐすことは、肩以外の健康にもよいのです。

「皮膚をつまむ」だけというのは物足りない気がするかもしれませんが、筋肉をほぐしてやわらかくするためには、力をこめてもむのでなく、むしろ「さする」というのが今の主流です。以前は、特に深い筋肉は強くもまないとほぐれないと思われていましたが、現在は、表面の皮膚をさすってやわらかくすれば、深部もやわらかくなるということがわかっています。きついジーンズをやわらかいスウェットにはきかえれば、中のからだが動きやすくなると考えればわかりやすいでしょうか。

筋肉をやわらかくするためには「ゴリゴリもむよりも、やさしくさする」を念頭においていただくとよいでしょう。

「鎖骨ほぐし」の流れ

鎖骨ほぐしは次のような流れで行ないます。

1
鎖骨の上を手のひらでやさしくさする

←

2
鎖骨まわりの皮膚をつまんでほぐす（初級編）

←

3
鎖骨まわりの皮膚をつまみながら関節を動かす（上級編）

「鎖骨ほぐし」のさすり方

「鎖骨ほぐし」ではまず、鎖骨の上の皮膚をさすります。この部分には神経が通っているので、軽く神経を刺激していると皮膚がやわらかくなります。手のひらでやさしくさすりましょう。

右の鎖骨は左手で、左の鎖骨は右手で、それぞれ10秒以上行ないます。

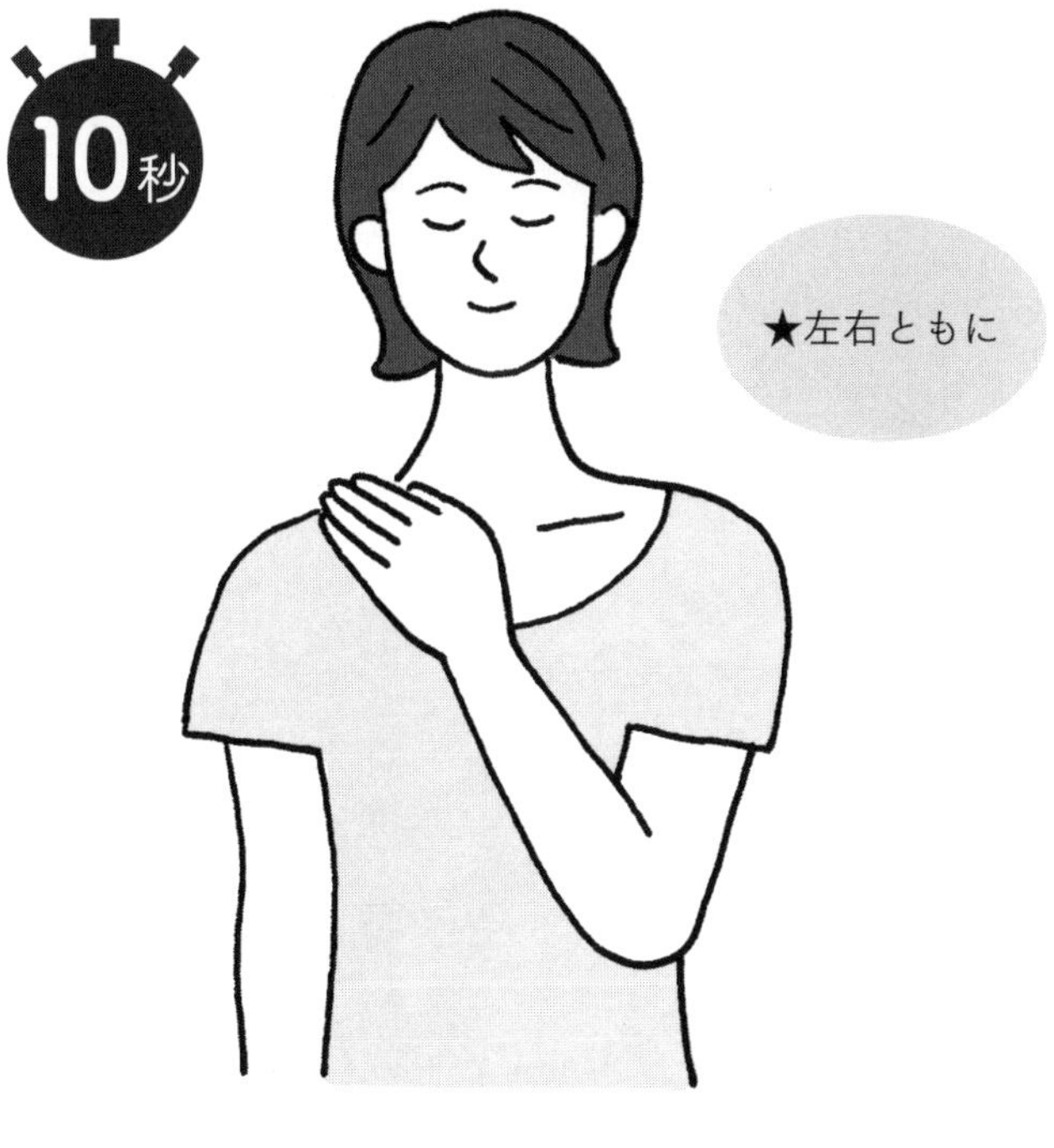

「鎖骨ほぐし」のつまみ方

下の図で皮膚から筋肉の構造を見てください。外側から、表皮・真皮・脂肪・筋膜・筋肉と層になっています。この表皮から脂肪までをつまんで、筋肉（筋膜）からはがします。

手の甲の皮膚をつまんでみてください。たぷたぷと皮膚がつまめます。この要領です。

皮膚と脂肪を筋肉からはがすためには、皮だけつまんでも、筋肉までつまんでしまってもうまくいきません。なかなかむずかしいですが、まずは手の甲の皮膚のようにたぷたぷとつまむことをめざしてください。

皮膚をつまんだら、左右上下に動かしましょう。

● 皮膚の構造

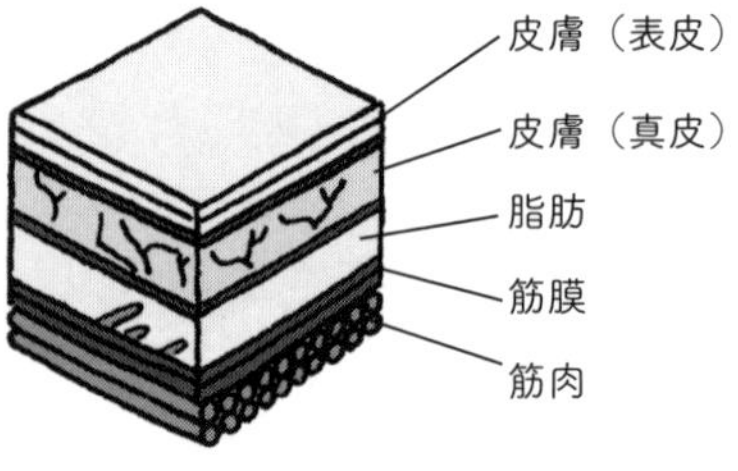

「鎖骨ほぐし」は、皮膚・脂肪をつまみ、筋肉からはがすように行なう

● よいつまみ方

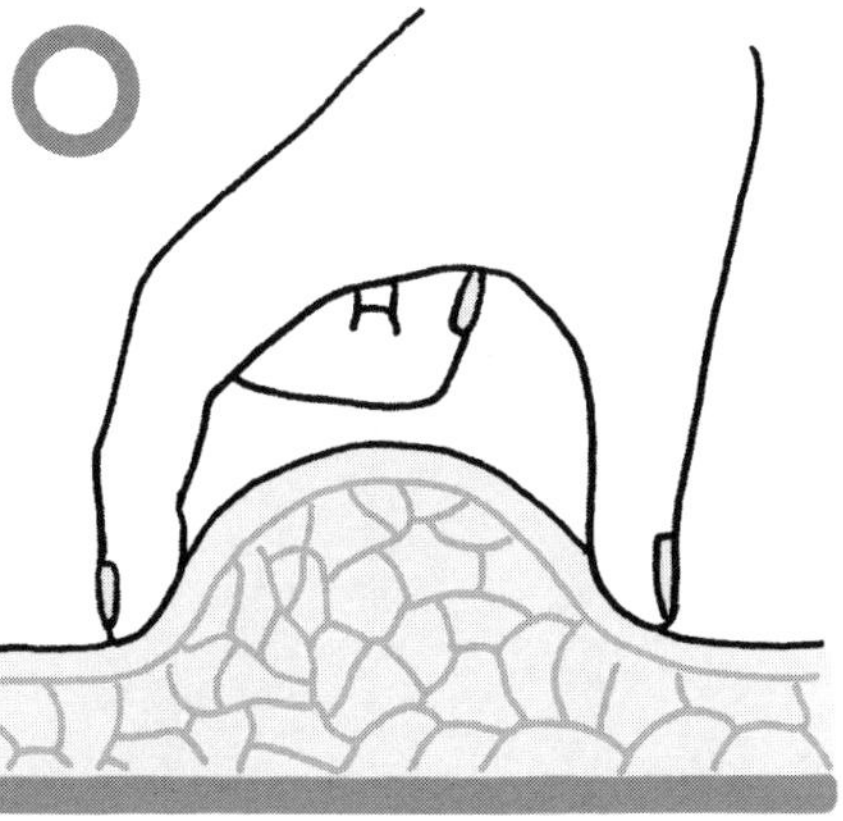

脂肪までつまめている。つまんだら、左右上下にひっぱる

● 悪いつまみ方

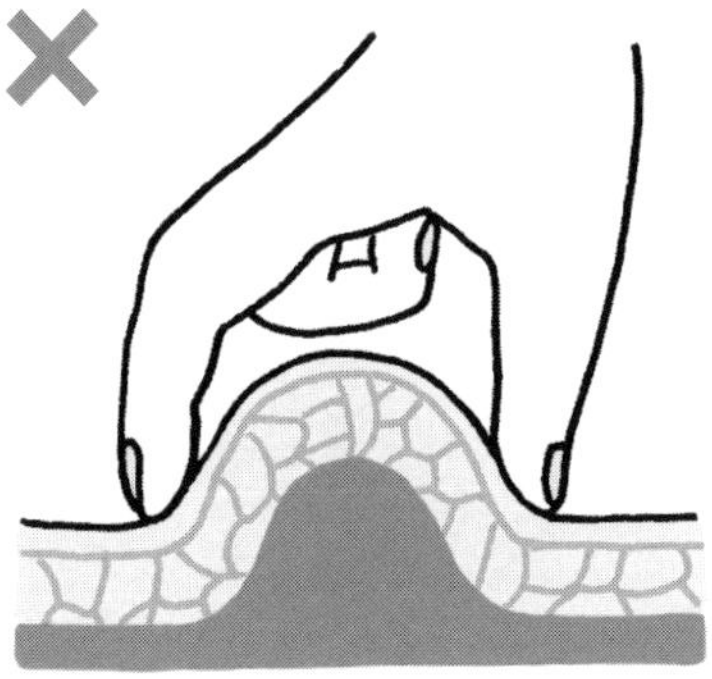

筋肉までつまんでいる

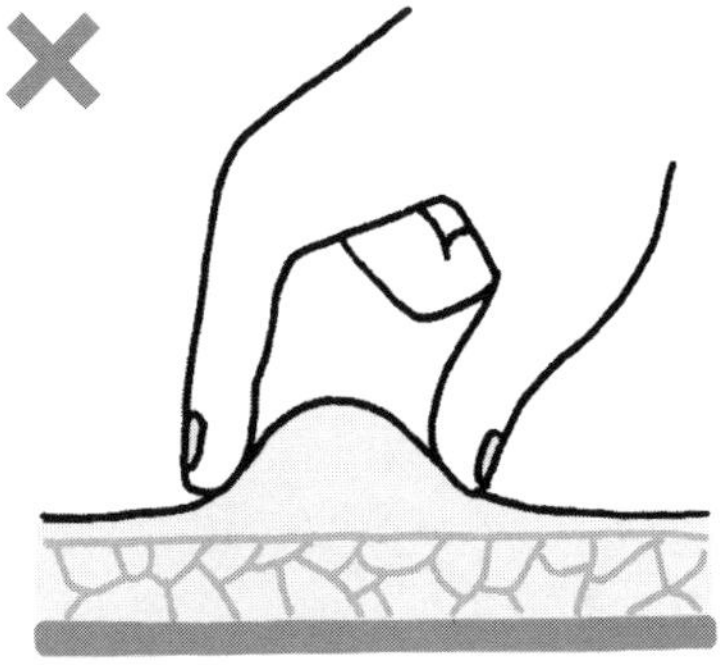

皮膚だけつまんでいる

硬さ・痛みはまずよくさする

最初は、皮膚が硬くてつまめない人もいます。私は、大学教員のかたわら、肩コンディショニングの専門店でさまざまな人の肩をみていますが、五十肩で来店された人の多くは皮膚が硬く、つまめませんでした。こういう場合は、まずよくさすって皮膚をやわらかくしましょう。

また、つまむと痛いこともあります。筋肉が硬くなっている、つまりこっているのです。つまんで「痛気持ちいい」ぐらいがちょうどよいのですが、我慢できないほどでしたら、もう一度よくさすってやわらかくしてからつまんでください。

鎖骨ほぐし
初級編

まずは、鎖骨の上を手のひらで
やさしくさすってください

左右それぞれ10秒以上

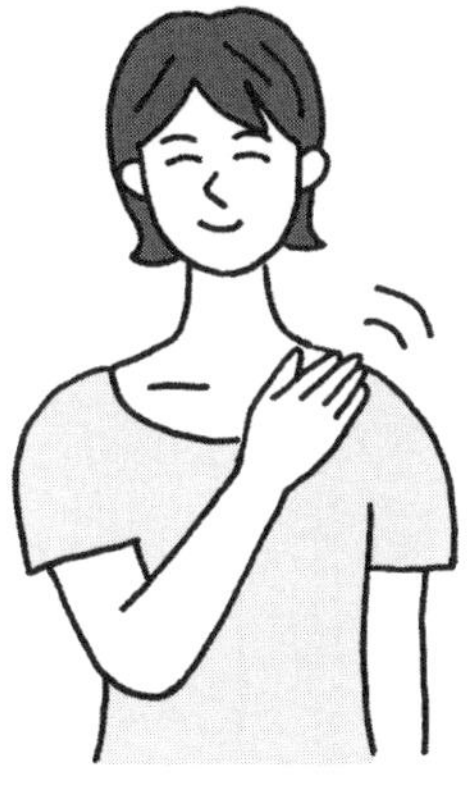

それでは、鎖骨ほぐしを始めましょう

鎖骨ほぐし初級編❶

鎖骨上内側つまみ

ほぐす筋肉

胸鎖乳突筋

鎖骨（胸骨）と後頭部（耳のすぐ後ろ）をつないでいる筋肉です。スマホやパソコンの画面を長時間見ているとこりやすい部位です。鎖骨の内側、胸骨との関節の上をつまみましょう。

5秒

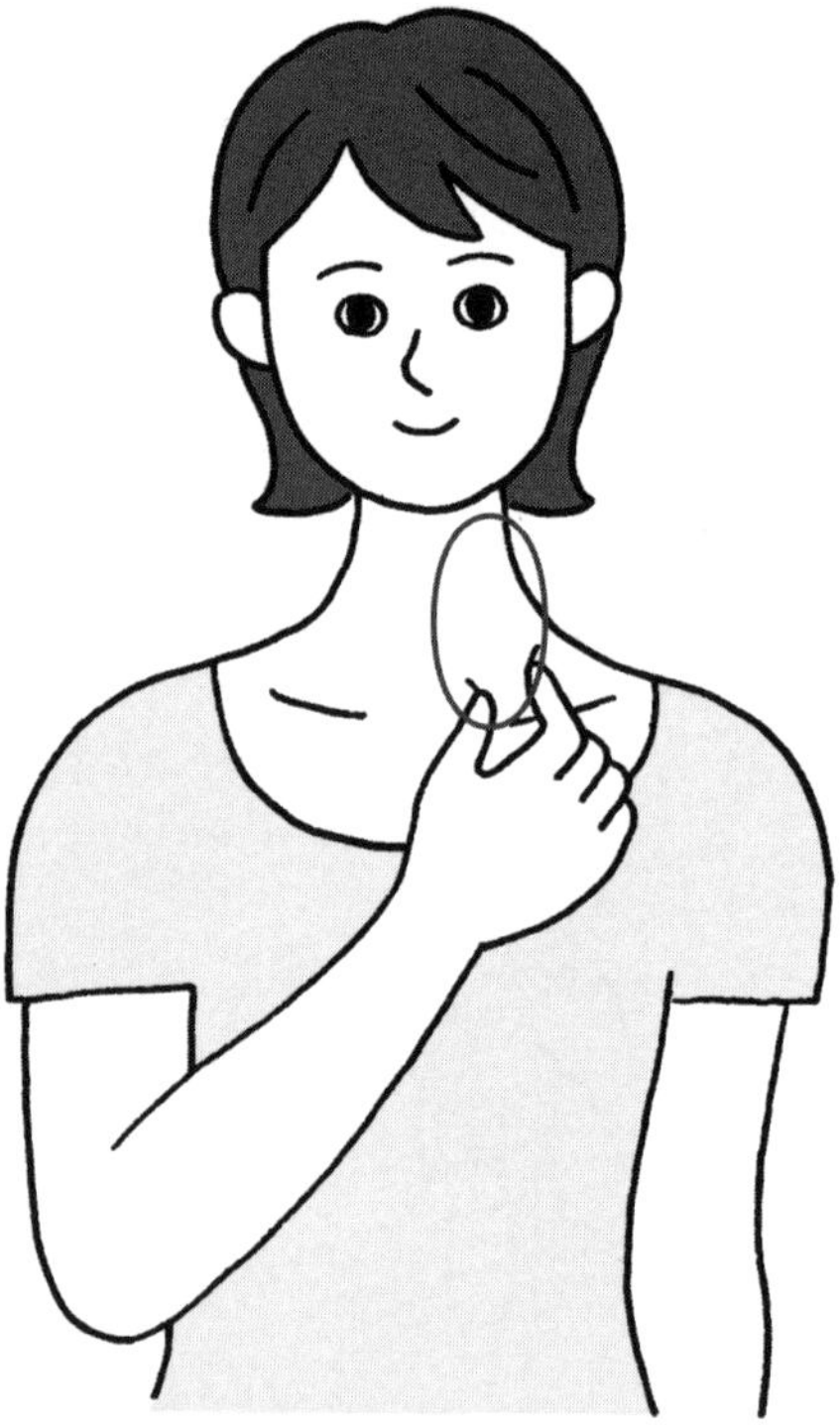

＊左右の鎖骨で同じように行ないましょう

痛くてつまめない人は、筋肉がかなりこって、皮膚と筋肉がくっついています。まず、もみほぐし、それからつまんでください。ひとつのポイントをつまめるようにし、だんだん広げていきます

1カ所5秒、◯内を少しずつずらして計60秒程度／1日3セット

もむのではなく、はがすイメージで。皮膚がたぷたぷしてきたらOK

鎖骨ほぐし初級編❷

鎖骨上外側つまみ

ほぐす筋肉

僧帽筋上部線維

鎖骨の肩側の上には、僧帽筋上部線維がくっついています。僧帽筋は別名「肩こり筋」と呼ばれます。肩がこっている人は、ここの筋肉が硬くなっていることが多いのです。

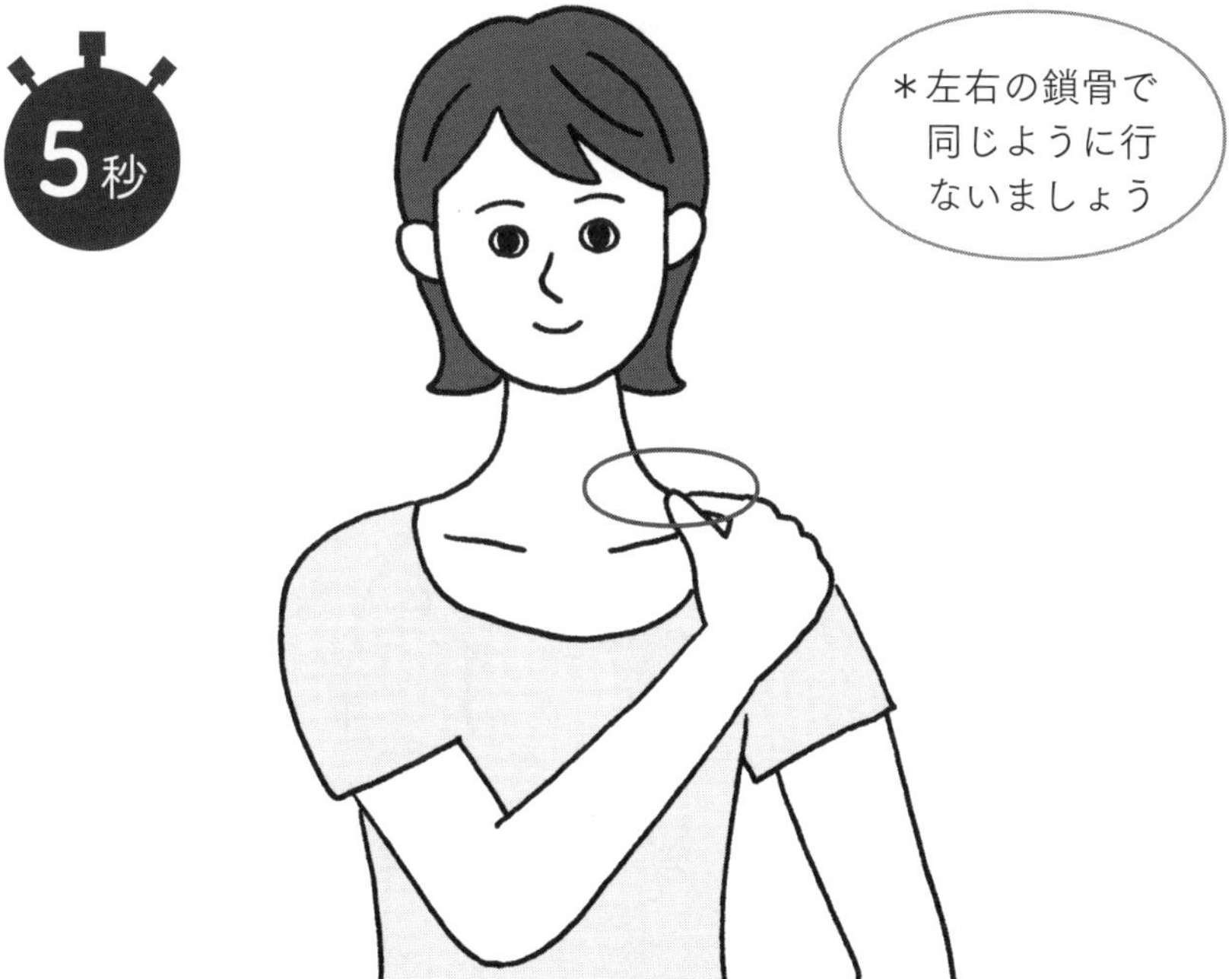
5秒
＊左右の鎖骨で同じように行ないましょう

1カ所5秒、◯内を少しずつずらして計60秒程度／1日3セット

痛気持ちいいぐらいが、ちょうどいい

鎖骨ほぐし初級編❸

鎖骨下内側つまみ

ほぐす筋肉
大胸筋鎖骨部

鎖骨の胸側の下には、いわゆる「胸板」と呼ばれる大胸筋がついています。よくつまんで、鎖骨の下側もくっきりと見える鎖骨美人をめざしましょう。

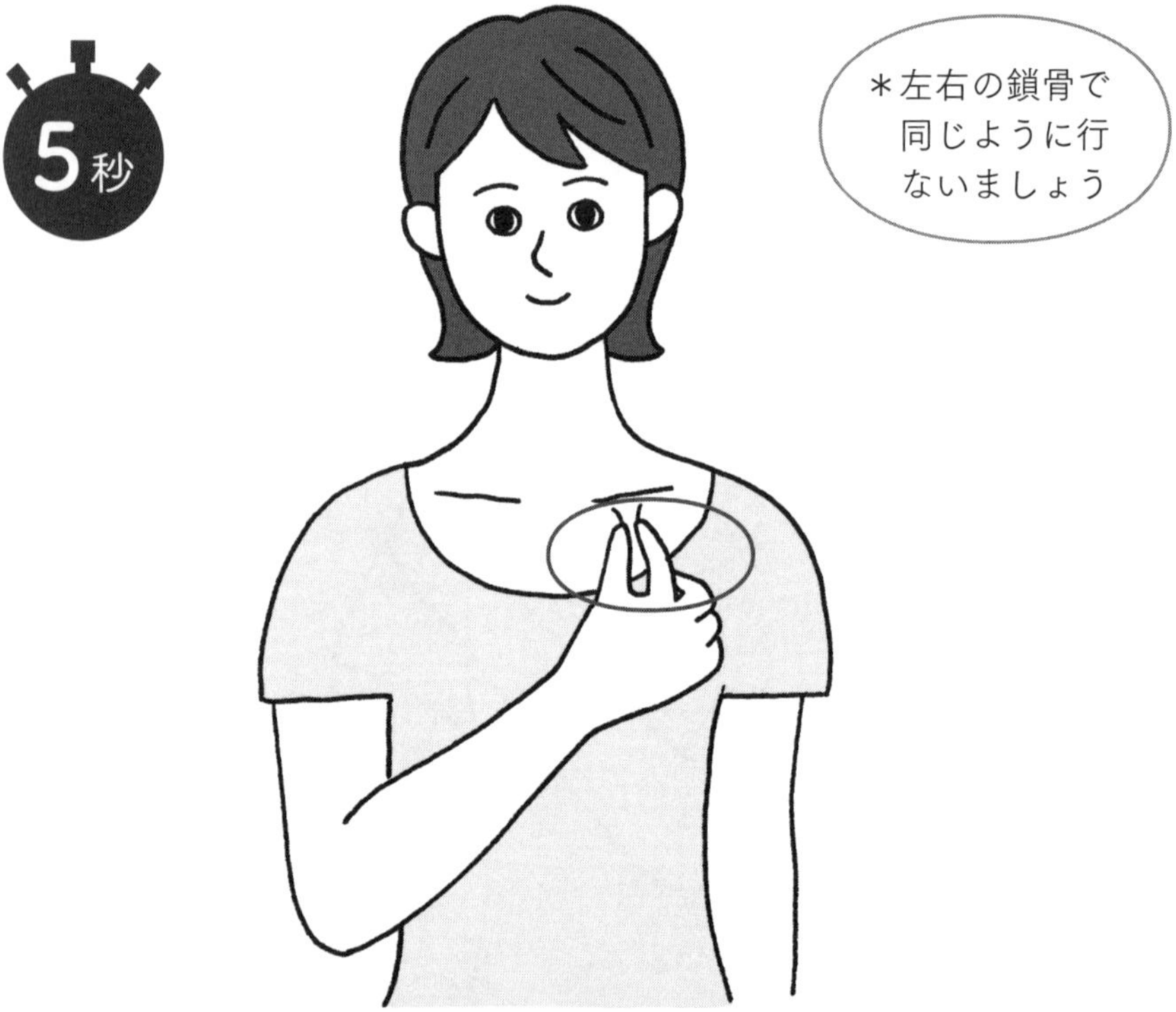
5秒
＊左右の鎖骨で同じように行ないましょう

1カ所5秒、◯内を少しずつずらして計60秒程度／1日3セット

筋肉がわからなくても、鎖骨周囲の硬い部分をつまめばOK

鎖骨ほぐし初級編❹

鎖骨下外側つまみ

ほぐす筋肉
三角筋 前部線維

鎖骨の腕側の下には、三角筋がついています。そこをつまみましょう。「投げる」動きに関係が深い筋肉です。

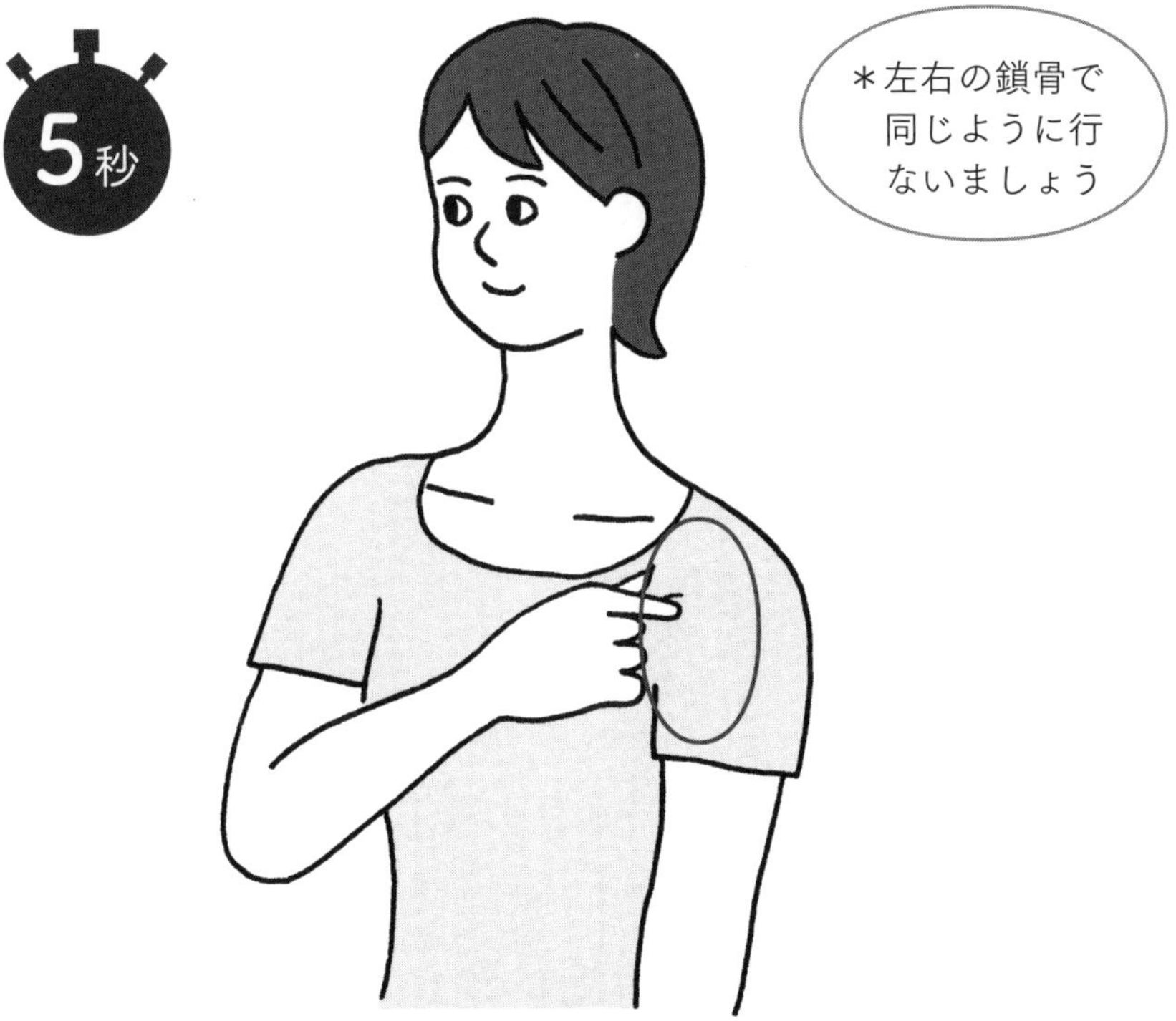

5秒
＊左右の鎖骨で同じように行ないましょう

1ヵ所5秒、◯内を少しずつずらして計60秒程度／1日3セット

筋肉から皮膚をはがして、筋肉のこりをほぐしましょう

鎖骨ほぐし 上級編

鎖骨ほぐし初級編が
できるようになったら行なってください

まずは、鎖骨の上を手のひらで
やさしくさすってください

左右それぞれ10秒以上

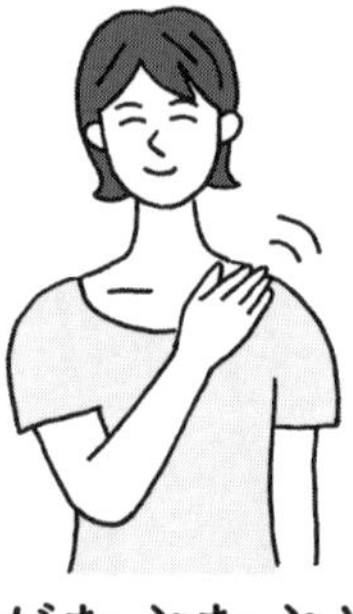

皮膚がたぷたぷとしてきたら

それでは、
鎖骨ほぐし上級編を始めましょう

鎖骨ほぐし上級編❶

鎖骨上内側つまみ

ほぐす筋肉

胸鎖乳突筋

上級編では、ストレッチの動きを加えます。胸鎖乳突筋は、あごを天井に突き出すように頭を後ろに倒すことでのびます。つまんだ状態で5秒、頭を後ろに倒してください。

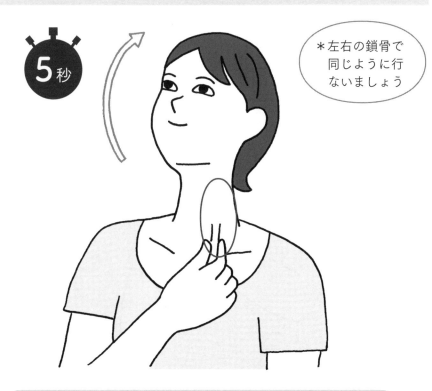

1カ所5秒、◯内を少しずつずらして計60秒程度／1日3セット

あごを天井に向けて突き出します

鎖骨ほぐし上級編❷

鎖骨上外側つまみ

ほぐす筋肉

僧帽筋 上部線維

別名「肩こり筋」とも呼ばれる僧帽筋上部線維は、頭を反対側に倒すことでのばせます。まずつまみ、それから頭を５秒倒しましょう。

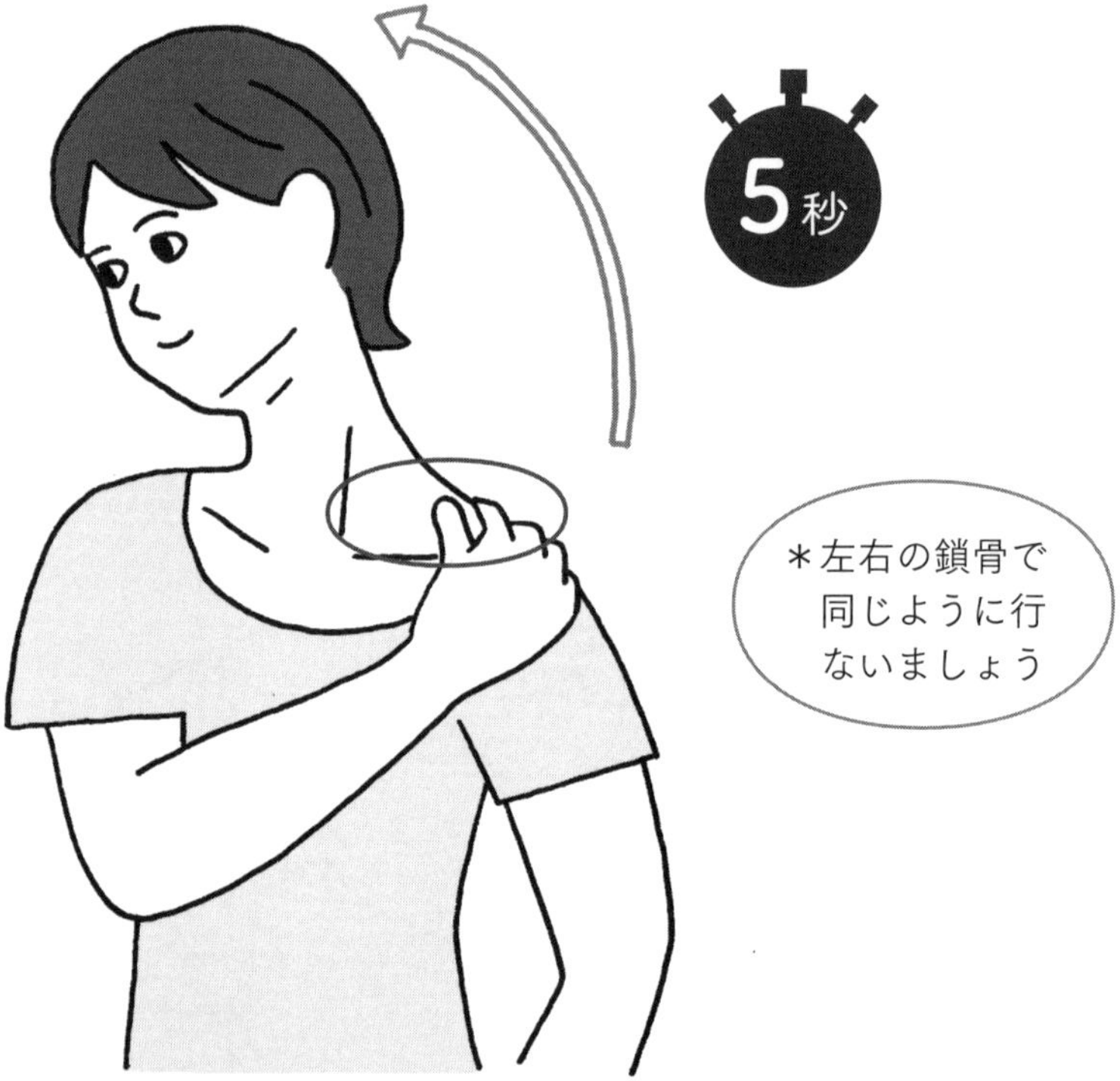
5秒
＊左右の鎖骨で同じように行ないましょう

１カ所５秒、◯内を少しずつずらして計60秒程度／１日３セット

頭を反対側に倒します

鎖骨ほぐし上級編❸

鎖骨下内側つまみ

ほぐす筋肉

大胸筋鎖骨部

大胸筋鎖骨部をのばすためには、胸を開きます。つまんだら、ひじを90度ぐらいに曲げ、肩を後ろに5秒ひねります。

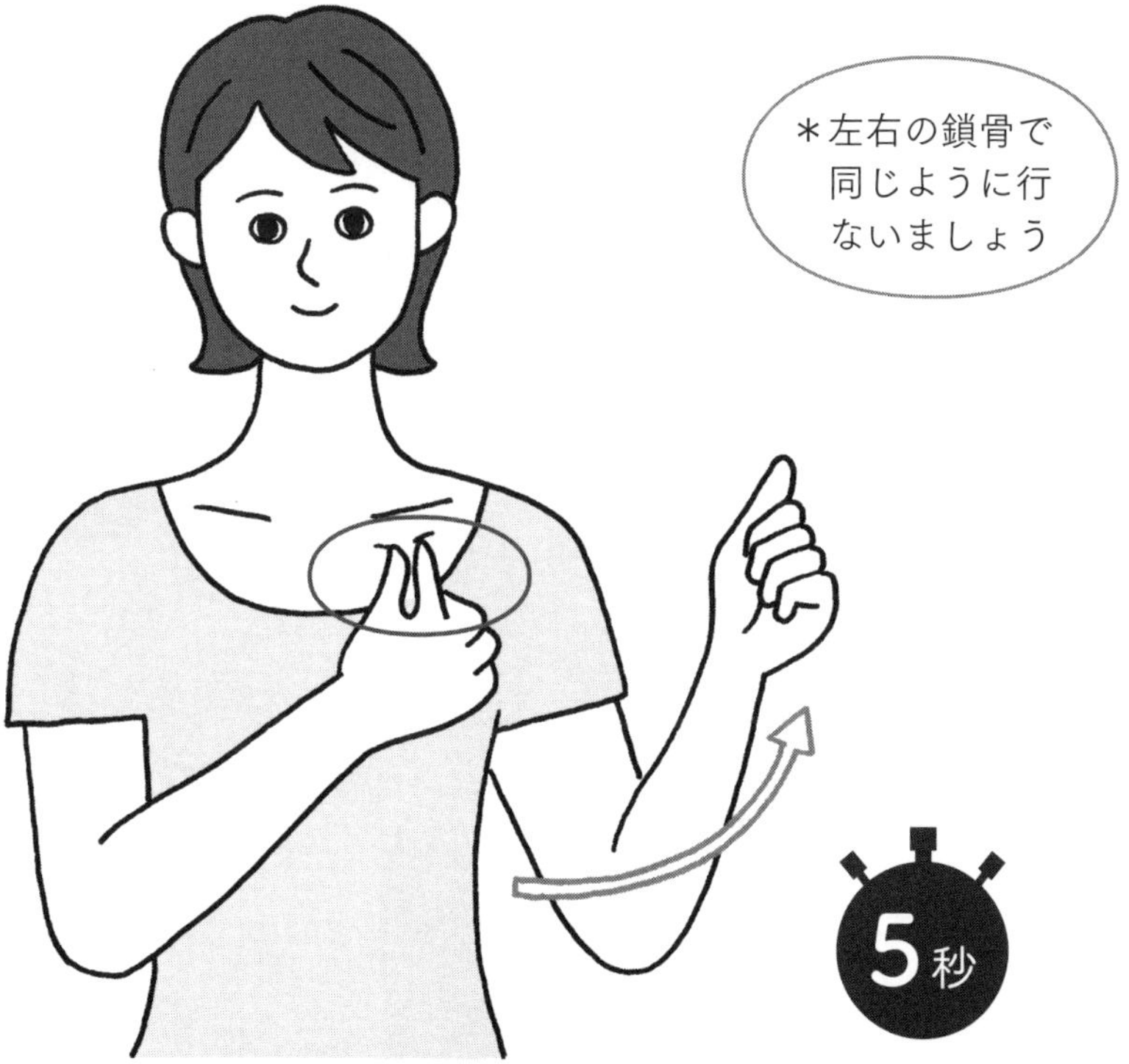

＊左右の鎖骨で同じように行ないましょう
5秒

1カ所5秒、◯内を少しずつずらして計60秒程度／1日3セット

**90度にひじを曲げ
後ろに肩をひねる**

鎖骨ほぐし上級編④

鎖骨下外側つまみ

ほぐす筋肉

**三角筋
前部線維**

三角筋前部線維をのばすためには、腕を後ろにまわします。つまんで、ひじを曲げずに腕を後ろに５秒、動かします。

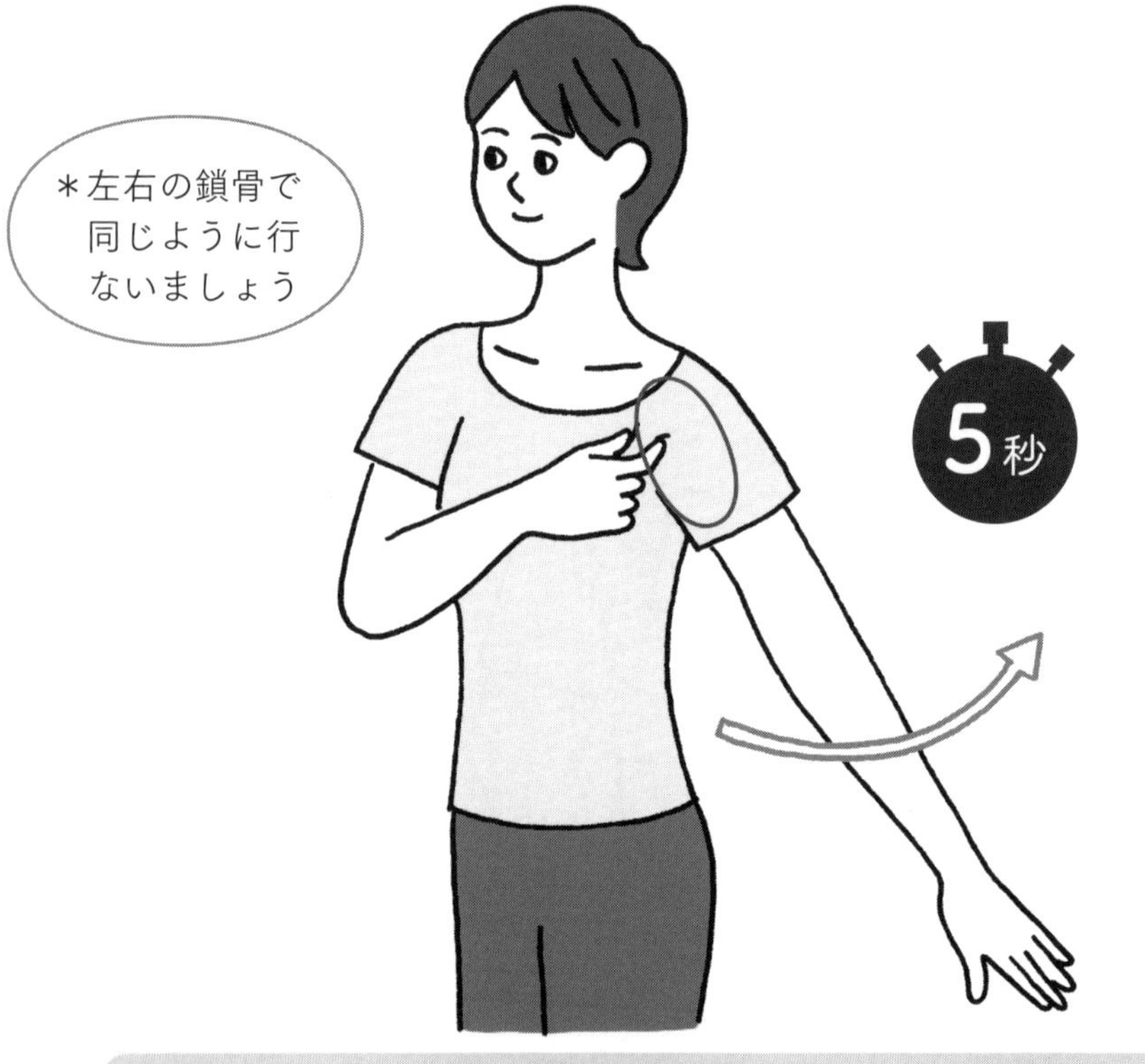
＊左右の鎖骨で
同じように行
ないましょう
5秒

1カ所5秒、◯内を少しずつずらして計60秒程度／1日3セット

腕を後ろに動かします

鎖骨ほぐしQ&A

Q1 鎖骨ほぐしは、いつ行なえばいいですか？

A ルーティンで毎日行ない、予兆があれば予防的に

ときどき思いついて行なうのではなく、毎日行なうほうがいいでしょう。そのためには、毎朝起きたら最初にする、のようにルーティンにしてください。

朝は忙しい時間ですが、ここで鎖骨ほぐしを行なうと、肩や腕のウォーミングアップになり、スムーズに一日の活動を始められます。

また、就寝前に行なえば、一日のこりをほぐし、ぐっすりと眠ることができます。就寝前の入浴を習慣にしているのであれば、からだがあたたまっている入浴後は筋肉をほぐすよいタイミングです。

さらに、慢性的な肩の不調をかかえている人は、「あ、調子が悪い」「痛みがきそうだ」と予兆を感じたら行なうと予防や症状の軽減につながります。

Q2 長くやってもいいですか？

A 5分以内が適切です

それほど長く行なう必要はありません。

鎖骨ほぐしでは、まず鎖骨の上をさすり、それから4つの筋肉をつまみます。ストレッチまで入れてひとつの筋肉で60秒以内が適当です。やっていただくとわかりますが、60秒は意外と長いものです。

長くても5分で終わらせるという見当でよいでしょう。1回に長く行なうのではなく、毎日ルーティンで続けることが大切です。

最初は、痛くてつまめない人もいます。筋肉のこりが強く、皮膚（皮膚＋脂肪）が筋肉に張りついてしまっている状態です。その場合は、軽くさすってほぐしてください。何回かほぐしているとつまめるようになります。こりが強い場合は、つまめるようになるまで何日もかかることもあります。あせらず毎日続け、だんだんとつまめる範囲を広げていきましょう。

Q3 効果が感じられません

A 深くつまむようにし、それでも悪化する場合は受診を

鎖骨ほぐしを行なうと、肩や首がすっきりと軽くなり、肩こりからくる頭痛に悩まされていた人は頭痛が軽減します。

肩こりが軽ければ、その場で効果が実感できますが、重い場合は数日かかります。これまでほとんどの人はだいたい4日ぐらいで調子がよくなったと感じています。

効果が感じられないのであれば、やり方が間違っているのかもしれません。つまみが浅く表面の皮膚だけをつまんでしまっていることが考えられますので、もう少し深く脂肪までつまんでみましょう。

また、継続しても不調が改善せず、かえって重くなる場合は、内科の疾患などのおそれもあります。医療機関への受診をおすすめします。

Q4 鎖骨ほぐしをやってはいけない人はいますか？

A 受診している場合は医師に相談を

鎖骨ほぐしは、だれでも、どこでも行なえます。

ただし、鎖骨周囲の肩の症状で医療機関を受診している場合は、医師に相談してください。運動や自主トレーニングを行ない、理学療法士の指導を受けている場合も同様です。

また、傷、湿疹《しっしん》、かぶれなどの皮膚のトラブルがある場合は、肌を直接つまむのはやめて、「鎖骨の動きがわかるエクササイズ」（54ページ）で鎖骨を動かし、「姿勢を整える体操（第4章）」で姿勢をよくしましょう。

第4章

変形性肩関節症を防ぐ・改善する体操

肩の不調は、足腰にもつながっている

ここまでは、肩全体を偏りなく動かすことで、変形性肩関節症や肩こり、五十肩などの肩の不調を予防したり軽減したりする方法を、特に鎖骨に注目してお伝えしました。ここからは、全身とのつながりの中で肩の不調が改善できることを説明していきます。

肩に不調が起きやすい人は、首、背中、お尻の筋肉が硬くなっています。首や背中はつながっているので当然としても、お尻は、ふしぎに思われるかもしれません。

私はスポーツ選手のケアも行なっていますが、股関節《こかんせつ》が硬い野球選手はひじや肩をいためやすいことをみてきました。投げるという肩と腕の動きには、股関節が関係しているのです。また、ひじが痛くて腕があがらなくなったピッチャーのお尻の筋肉をやわらかくしたところ、腕があがるようになったこともあります。肩に不調があるとき、その原因や影響は、広く他の部位に及ぶことがあるのです。

ストレッチの3効果

まず、硬くなった首・背中・お尻の筋肉をのばす「おすすめストレッチ3選」を紹介します。肩に不調がある人も、そうでもない人も、読者のみなさんにぜひ行なっていただきたいおすすめストレッチです。

ストレッチの効果は3つあります。

1. 筋肉の柔軟性があがり、関節を動かせる範囲が大きくなります。からだがスムーズに移動できるため、ケガや転倒のリスクが減ります。
2. こわばりがほぐれ、血流がよくなります。肩こり、腰痛の予防、改善につながります。
3. 副交感神経の働きをたかめます。心身ともにリラックスできます。

ただし、ストレッチを行なうことで肩の痛みが強くなる場合（炎症期）にはいったん中止し、慢性期・回復期（25ページ参照）に入ってから行ないましょう。「鎖骨ほぐし（第3章）」は行なっても構いません。

おすすめストレッチ ❶

首の前面ストレッチ

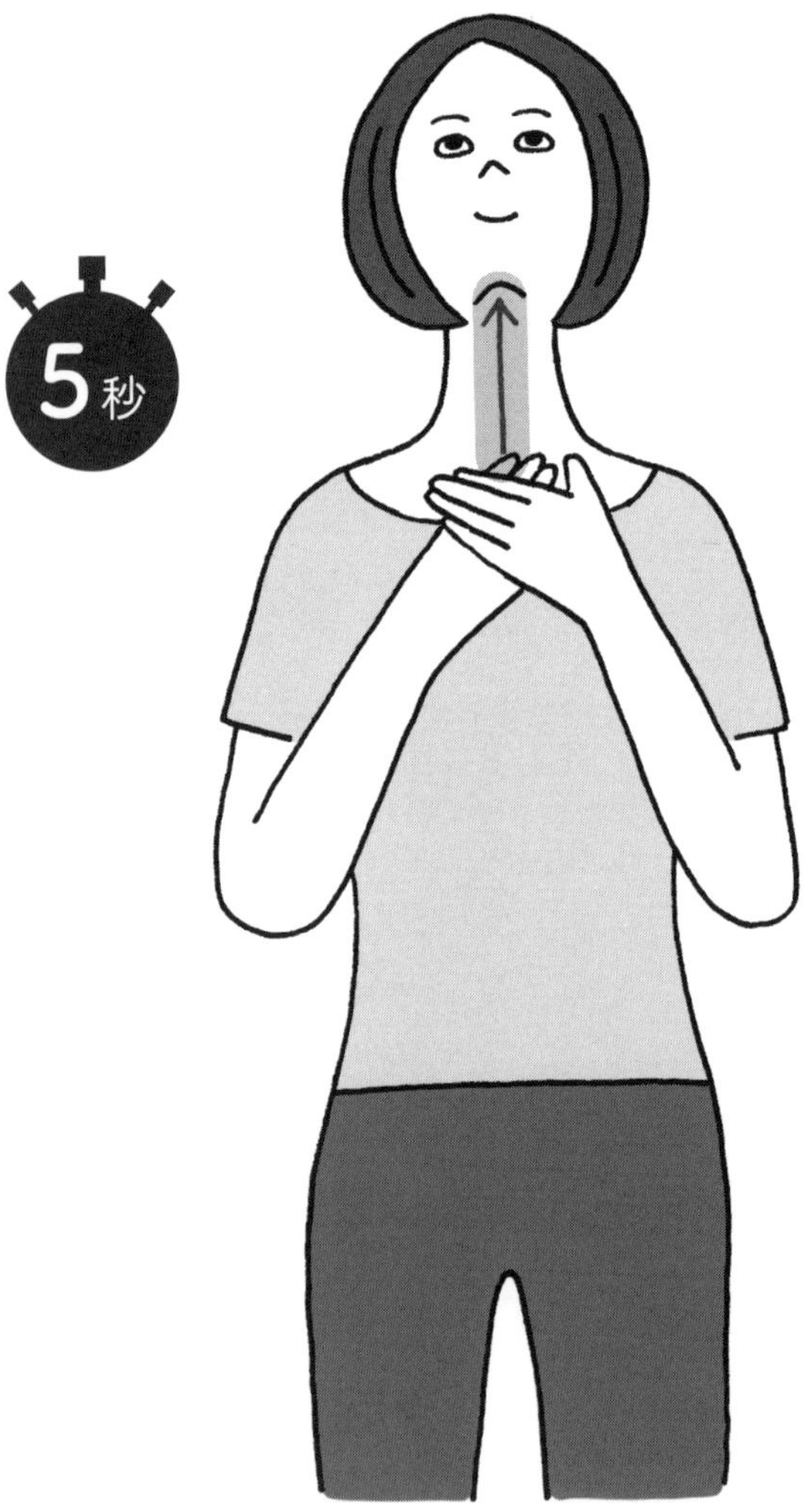

1

両手で胸の皮膚を軽く下に引きながら、あごを天井に向けて突き出します。

部分がのびていることを意識してください

胸をおさえたまま、
あごを天井に向けて突き出します

2

そのまま、あごを左に向けて
首の右側をのばします。

3

同様にあごを右に向け、
首の左側をのばします。

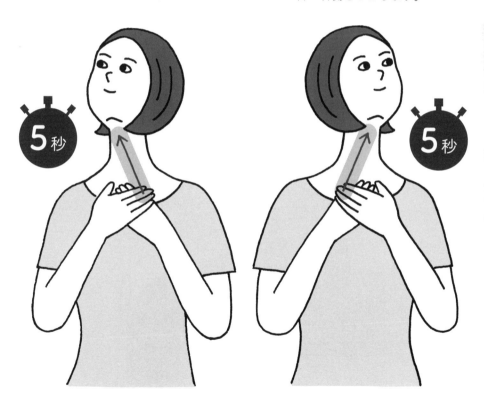

〔行なう目安〕 1セット5～10回・1日3セット

背骨のストレッチ【初級編】

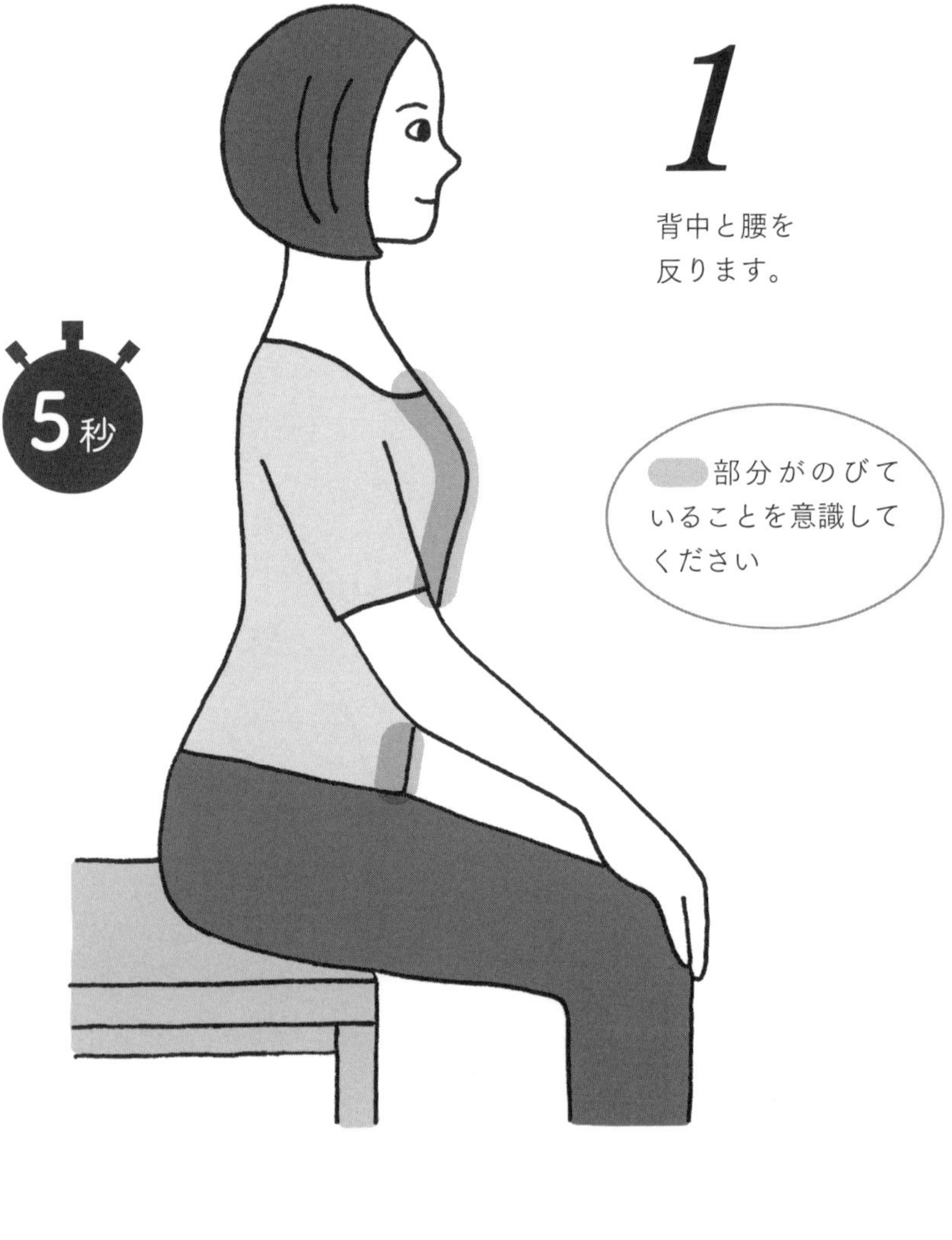

1
背中と腰を
反ります。
5秒
部分がのびていることを意識してください

座った姿勢で、背すじをのばしたり、丸めたりします

2

背中と腰を丸めます。

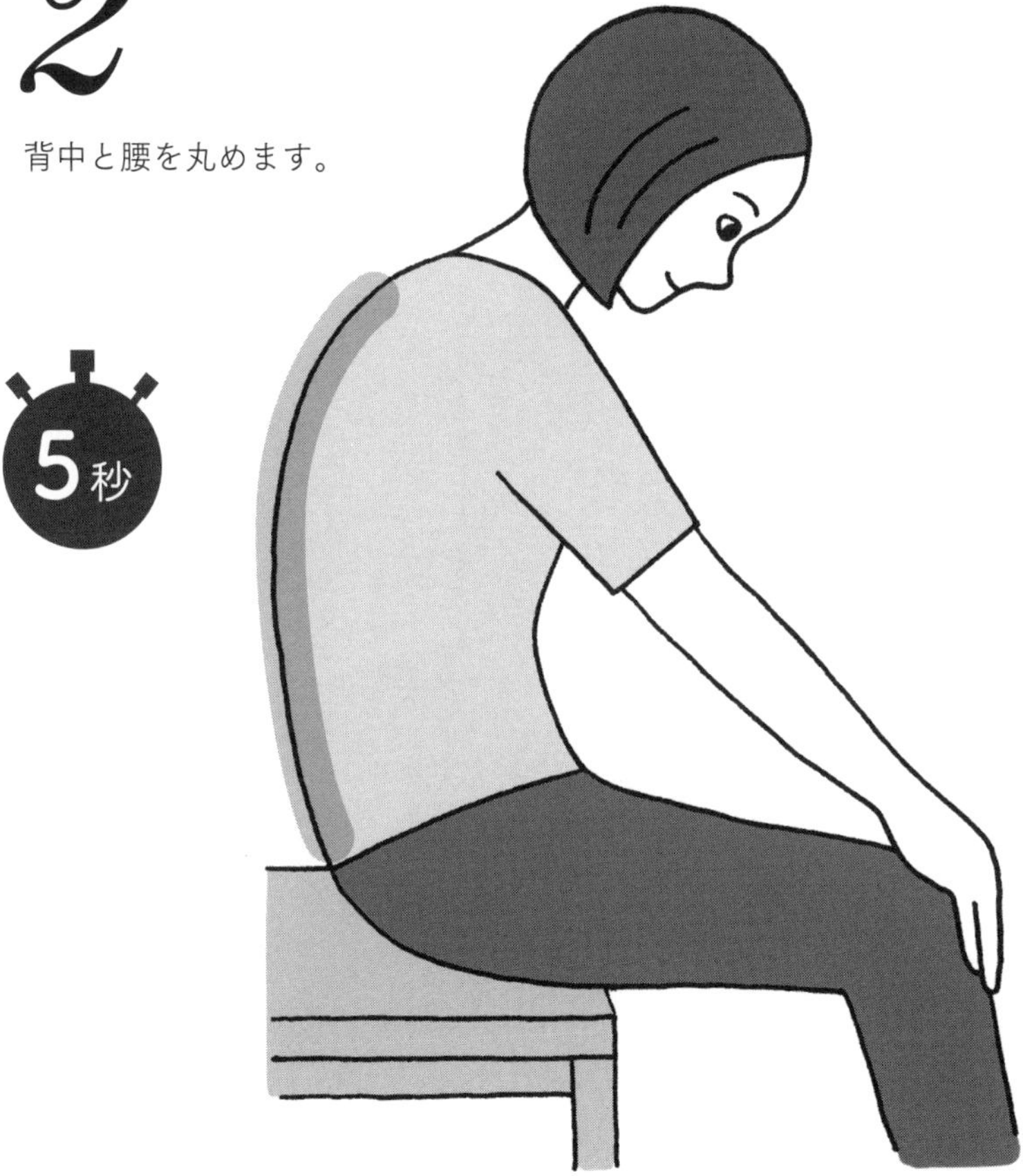

［行なう目安］ 1セット5～10回・1日3セット

おすすめストレッチ❷－2

背骨のストレッチ【上級編】

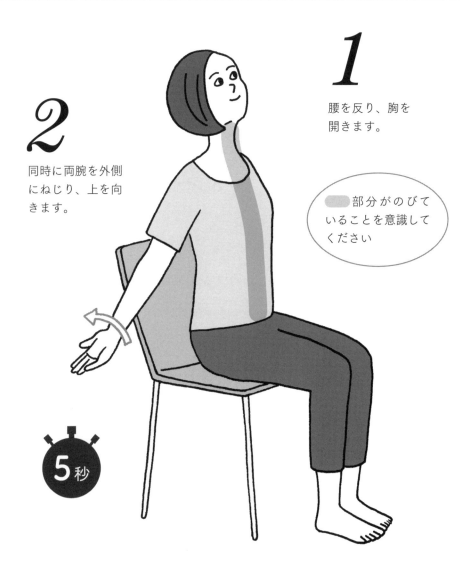

1

腰を反り、胸を開きます。

2

同時に両腕を外側にねじり、上を向きます。

部分がのびていることを意識してください

5秒

座った姿勢で、大きく背すじをのばしたり、丸めたりします

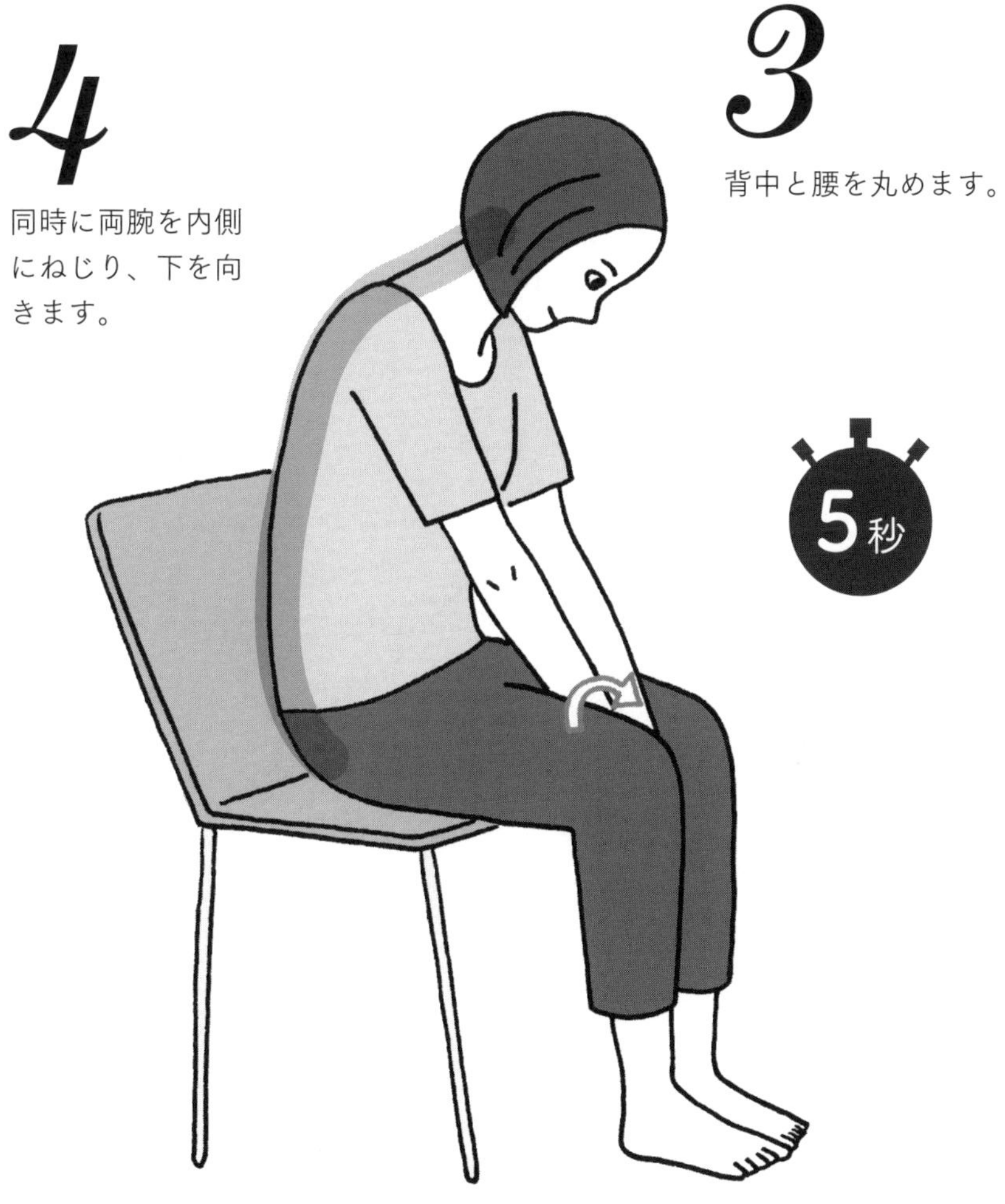
4
同時に両腕を内側にねじり、下を向きます。
3
背中と腰を丸めます。
5秒

〔行なう目安〕 1セット5～10回・1日3セット

おすすめストレッチ❸

お尻のストレッチ

1

座った姿勢で片方の
脚を組みます。

★左右の脚で同じように行ないます

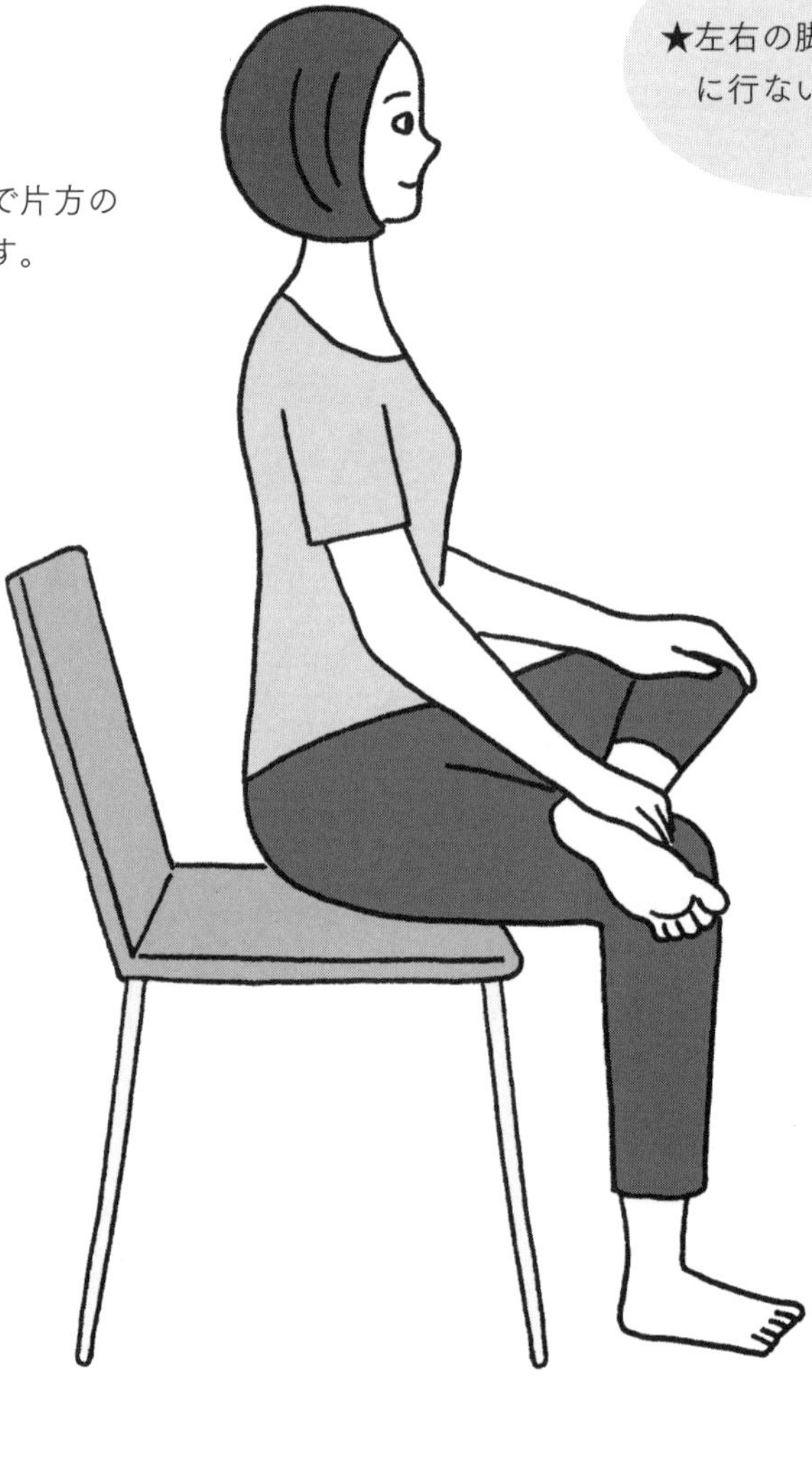

座った姿勢で脚を組み、前傾姿勢に

2

背すじをのばしたまま、
重心を前へ移します。

部分がのびていることを意識してください

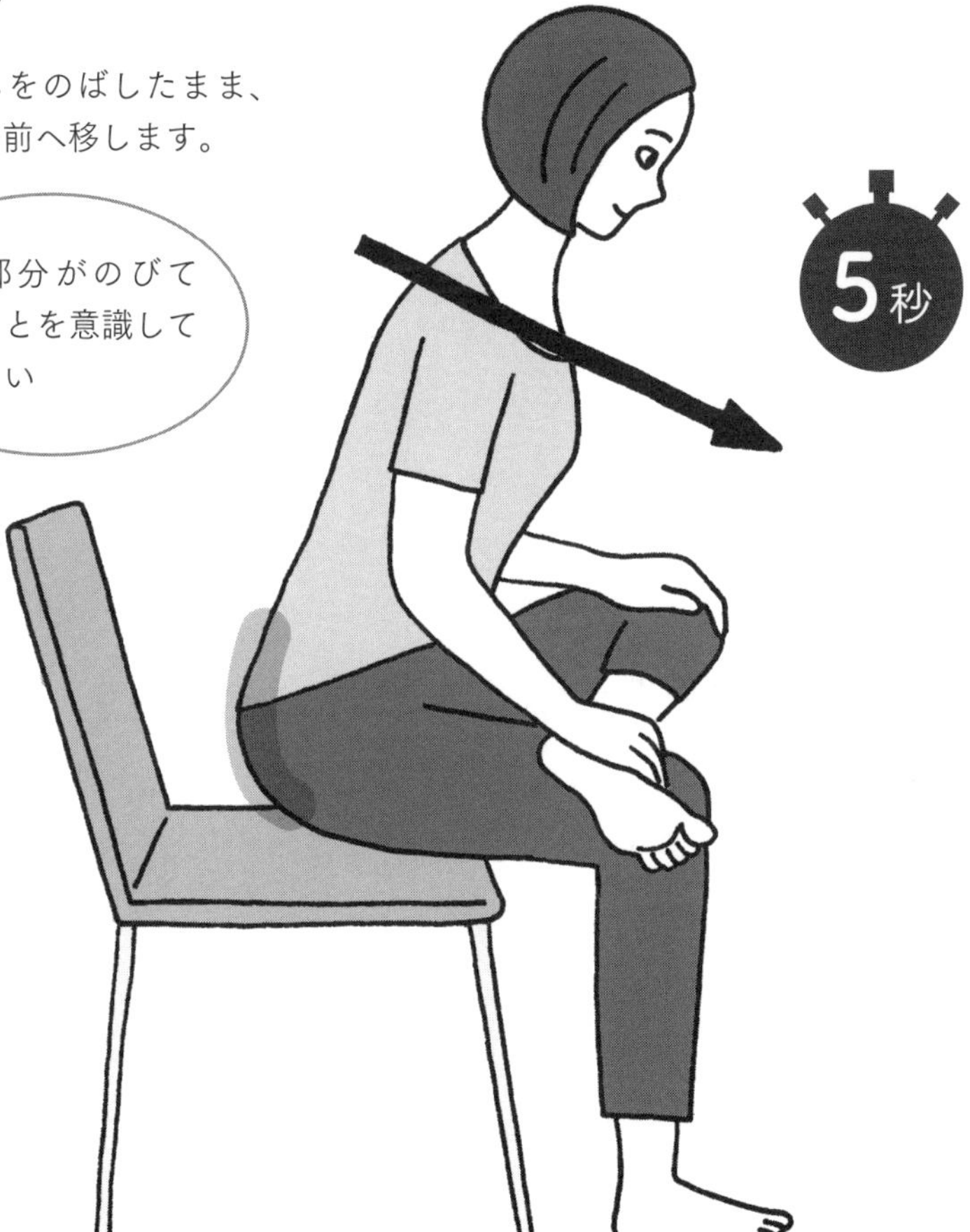

［行なう目安］ 1セット5～10回・1日3セット

姿勢の悪い人は肩の不調におちいりやすい

14ページの姿勢チェックはいかがでしたか？

40代、50代になると、からだの中で使う部位が決まってきます。使わないところは丸まって硬くなります。それが姿勢の悪さとなってあらわれるのです。よい姿勢であれば、全身の筋肉が使われています。

姿勢の悪い人は、肩の5つの関節（26ページ）がスムーズに動かないために、ケガや肩こりなど肩の不調に悩むことが多くなります。

そこで、ここでは、悪い姿勢のタイプ別に「姿勢を整える体操」をご紹介します。14ページで示したタイプ別ですので、それぞれの弱点を集中してケアできます。

姿勢が悪いと脂肪がたまりやすい

また、姿勢が悪いと、脂肪がつきやすいことも見逃せません。脂肪は使わない部分にたまりやすいのです。

たとえば、猫背タイプの人は、お腹、首の後ろを使わないため、ここに脂肪がついているることが多いのです。

いっぽう姿勢がよい人は、全身の筋肉を使っているため、全身に脂肪がつきにくいのです。

つまり姿勢がよくなると、肩にもよい影響があり、全身の脂肪も落ちます。楽になって見た目もすっきりするのですから一石二鳥です。

まずは1カ月ぐらい続けてみましょう。

それでは、姿勢の悪い人、全タイプに共通の体操から始めます。その後、タイプ別に行ないましょう。

ただし、体操を行なうことで肩の痛みが強くなる場合（炎症期）にはいったん中止し、慢性期・回復期（25ページ参照）に入ってから行ないましょう。「鎖骨ほぐし（第3章）」は行なっても構いません。

姿勢を整える体操　全タイプ❶

全身うねうね

● うつぶせで ●

1

うつぶせになります。
このとき、顔はまっすぐ床に向けます。

★胸の下にバスタオルやクッションを入れると、うつぶせになりやすいです

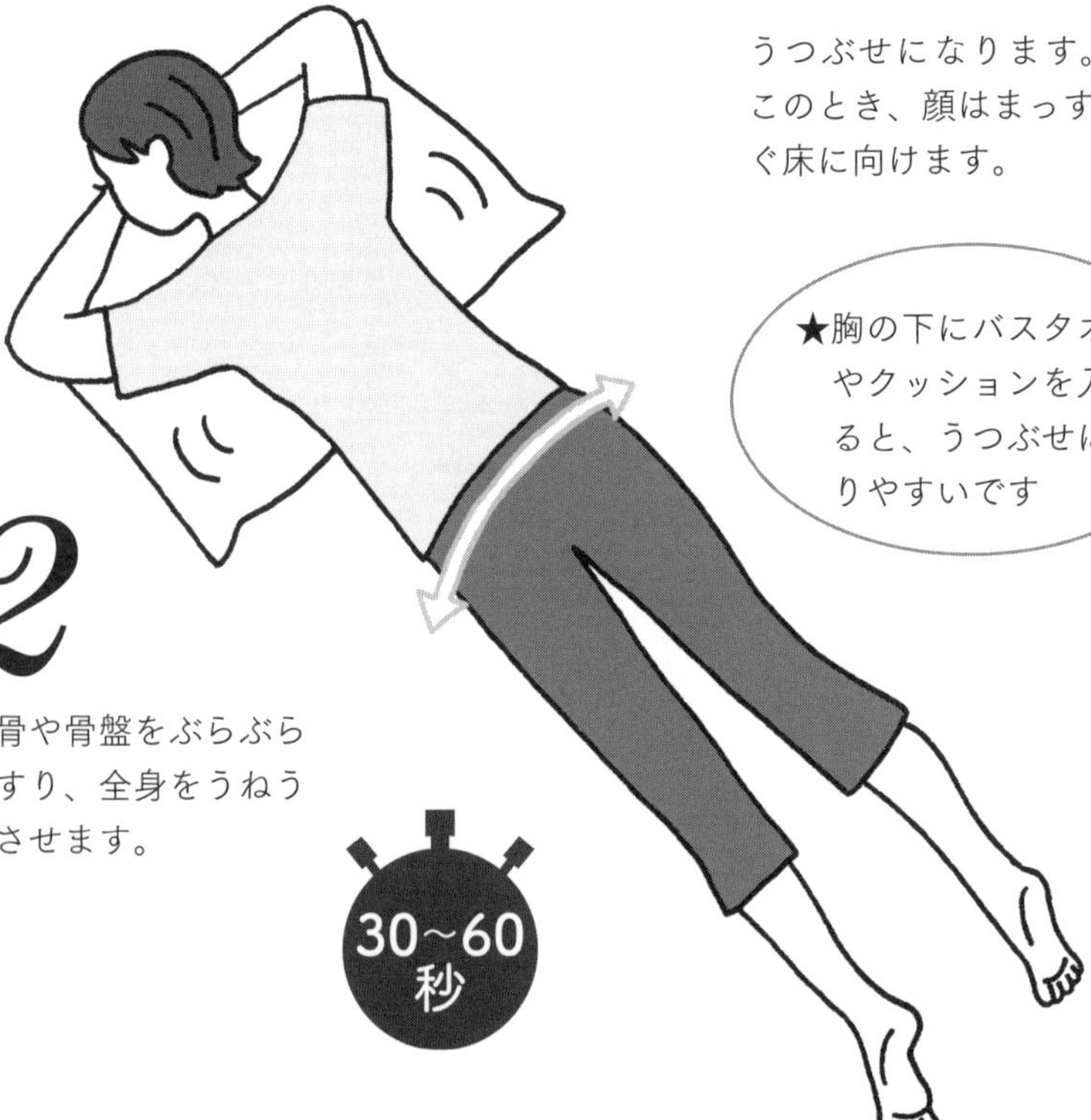

2

背骨や骨盤をぶらぶらゆすり、全身をうねうねさせます。

30〜60秒

肩甲骨・肩まわりも含めて全身がリラックスします

●あおむけで●

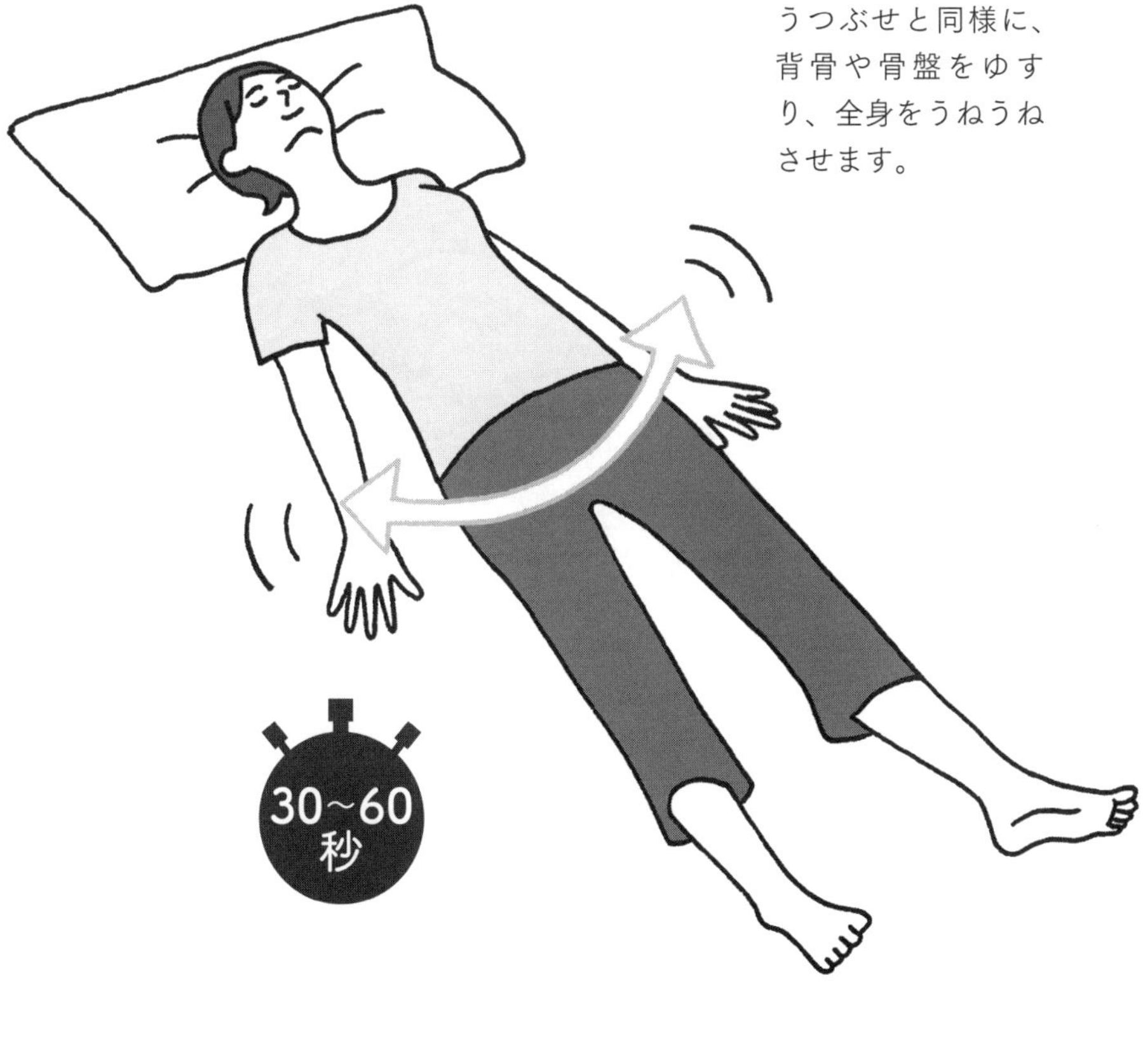

1

うつぶせと同様に、背骨や骨盤をゆすり、全身をうねうねさせます。

姿勢を整える体操　全タイプ❷

いすを使った太もものストレッチ

★左右の脚で同じように行ないましょう

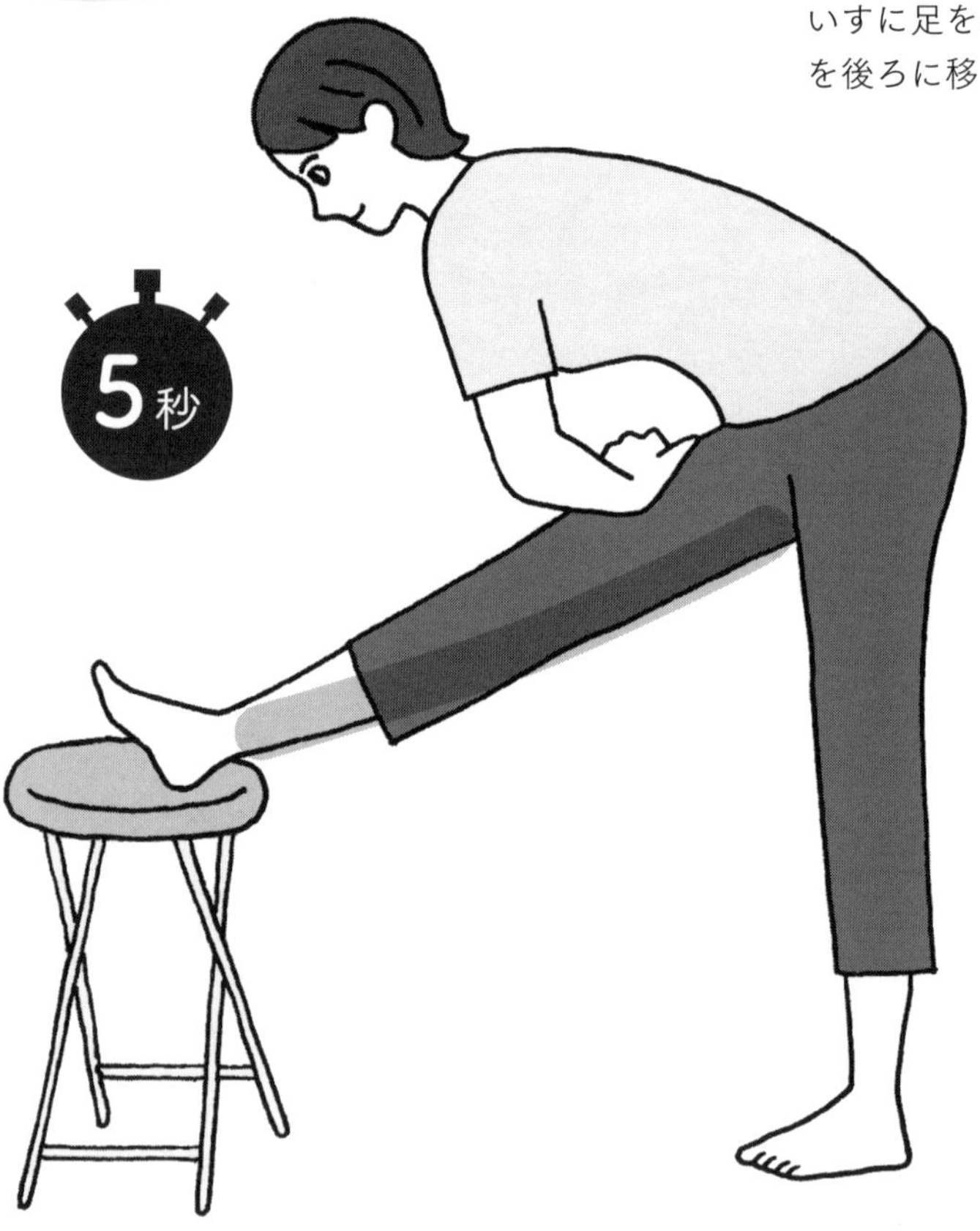

1

いすに足をのせて、重心を後ろに移します。

硬くなっている太ももの前側と後ろ側をのばします

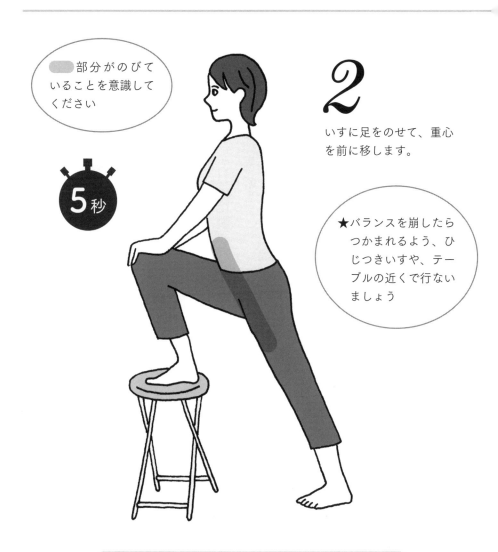

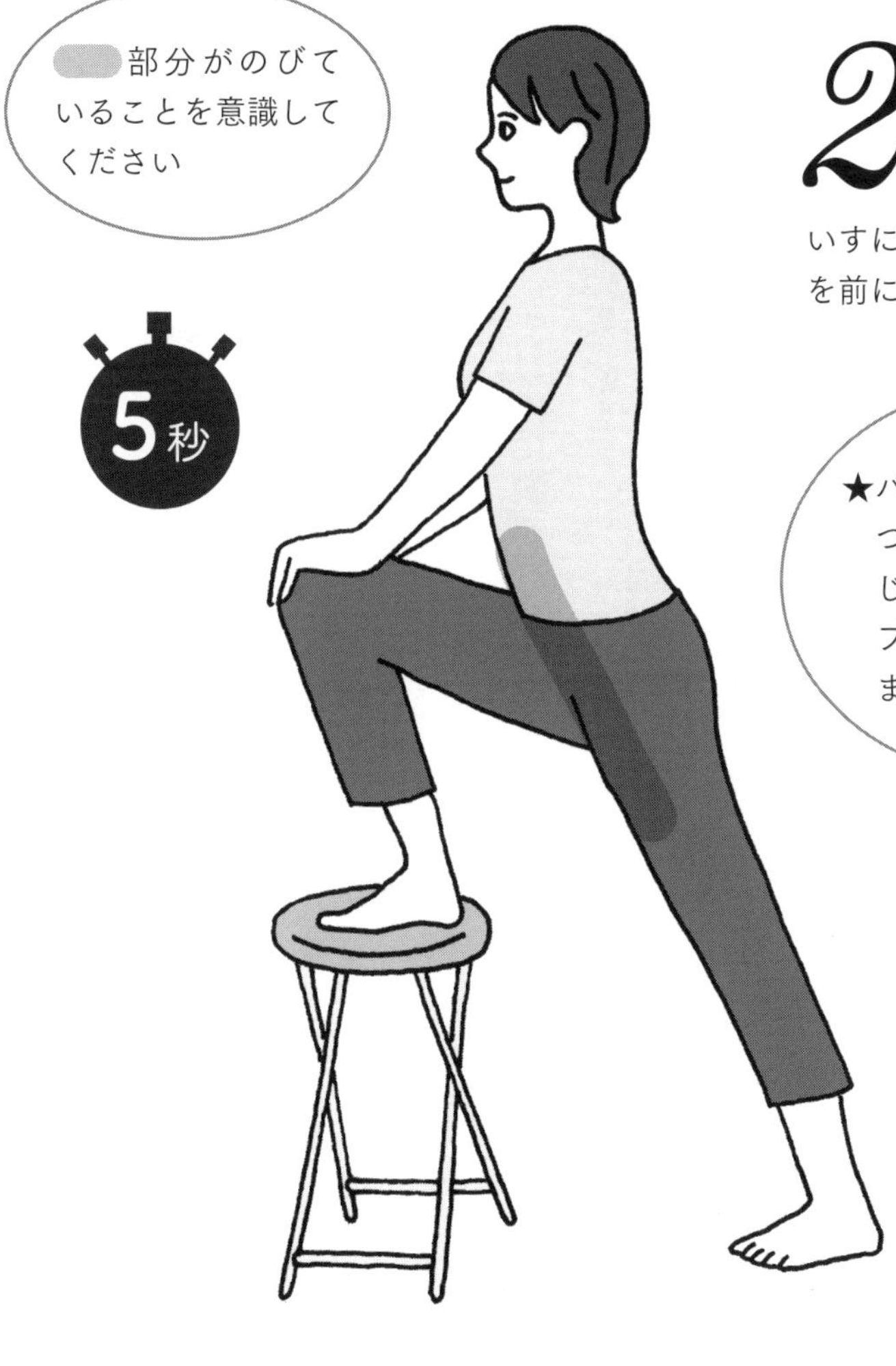
部分がのびていることを意識してください
5秒

2

いすに足をのせて、重心を前に移します。

★バランスを崩したらつかまれるよう、ひじつきいすや、テーブルの近くで行ないましょう

［行なう目安］ 1セット5～10回・1日3セット

猫背タイプの姿勢をよくするストレッチ

猫背タイプは、壁に背をつけて立つと、頭とかかとが壁につきません。背中が丸まり、ひざも軽く曲がっています。

そこで、背すじをのばすために胸を開く運動を行ないます。また、太ももの前面のストレッチで、ひざをのばします。

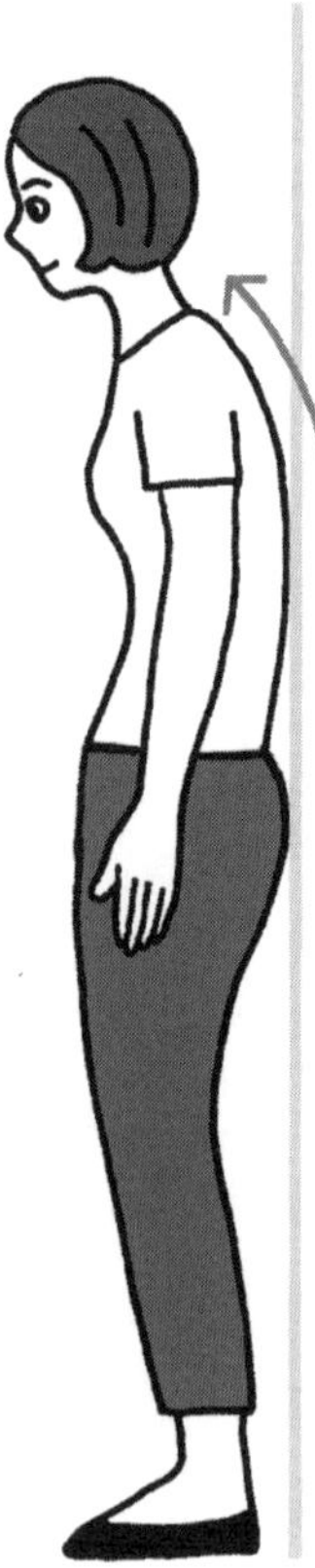

姿勢を整える体操　猫背タイプ❶

首の側面ストレッチ

★首の左右で同じように行ないましょう

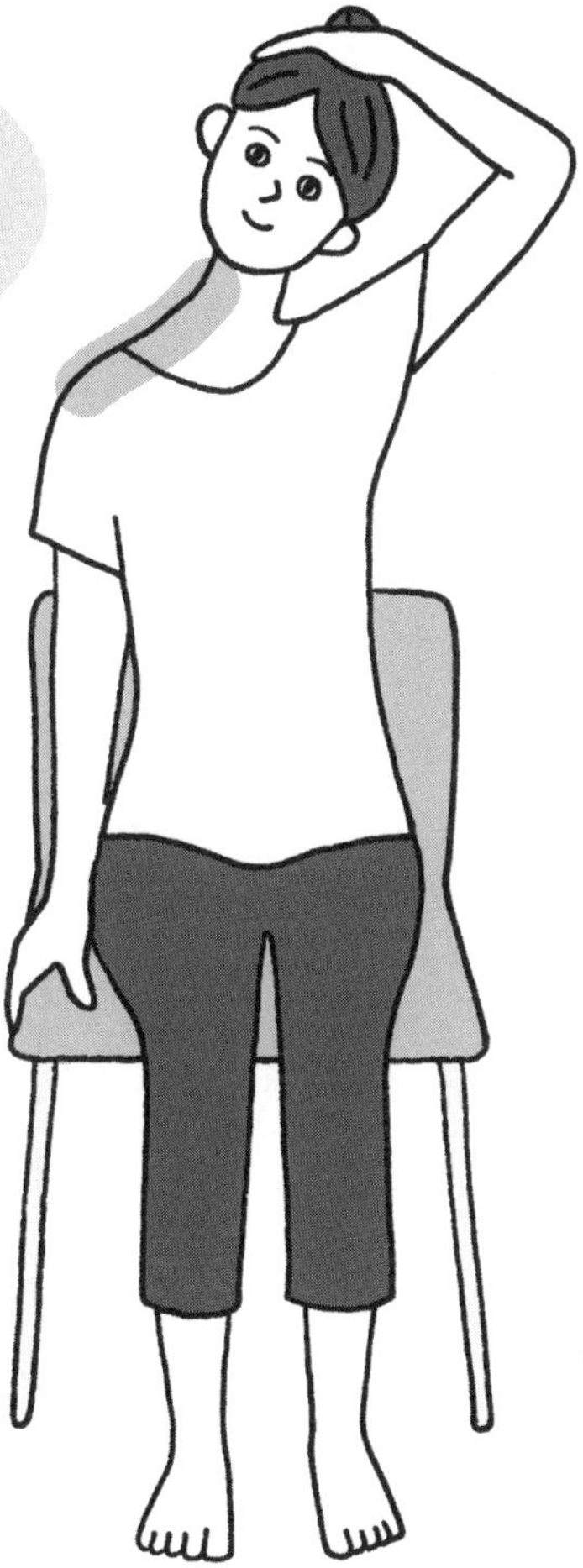

1

片方の手を使って頭を横に倒します。

5秒

部分がのびていることを意識してください

［行なう目安］1セット5～10回・1日3セット

首から肩側面（僧帽筋）をのばします

胸を開くストレッチ

●初級●

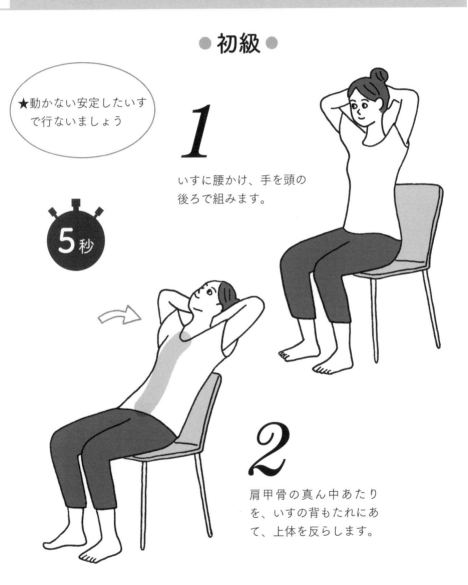

★動かない安定したいすで行ないましょう

1

いすに腰かけ、手を頭の後ろで組みます。

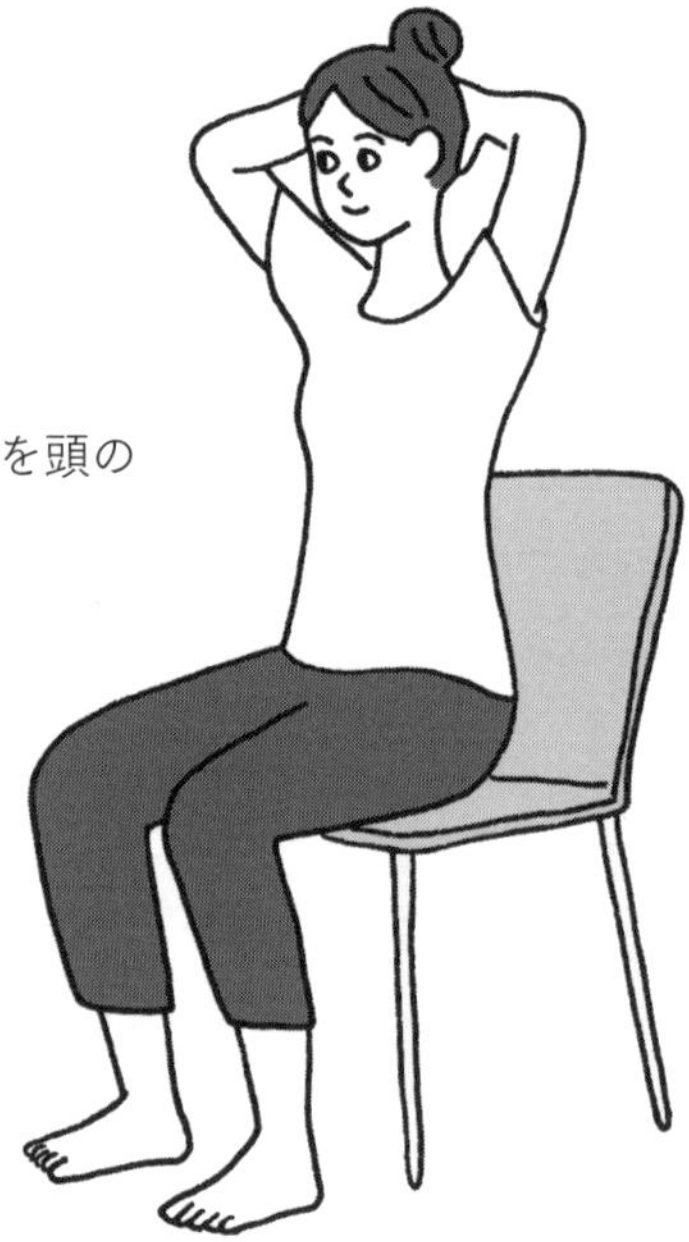

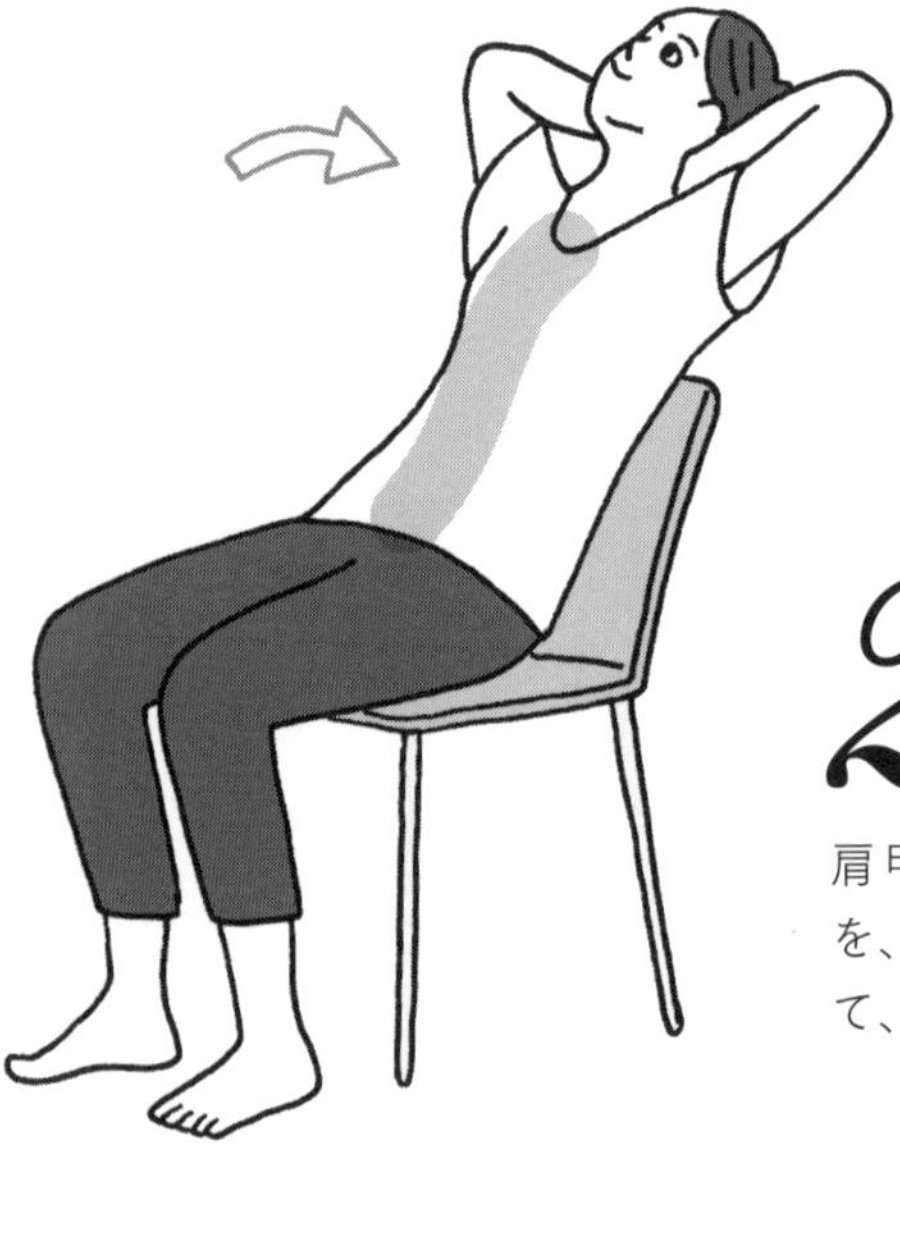

2

肩甲骨の真ん中あたりを、いすの背もたれにあて、上体を反らします。

胸を大きく開くと
背すじがのびて大変気持ちよい

●上級●

3

両腕を開き、頭をさらに
深く倒します。

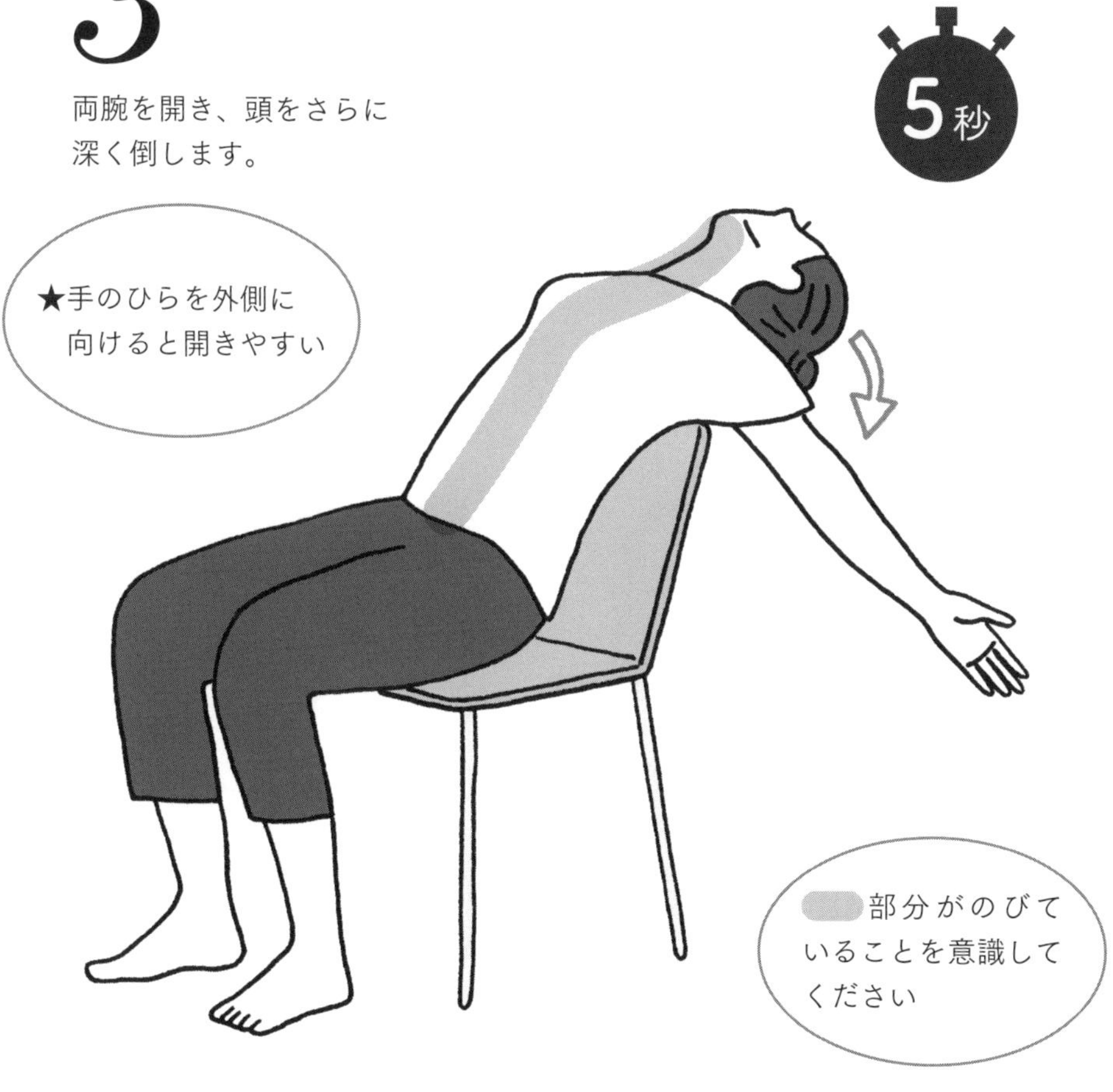
5秒
★手のひらを外側に
向けると開きやすい
部分がのびて
いることを意識して
ください

［行なう目安］ 1セット5～10回・1日3セット

姿勢を整える体操　猫背タイプ❸

エビ反り

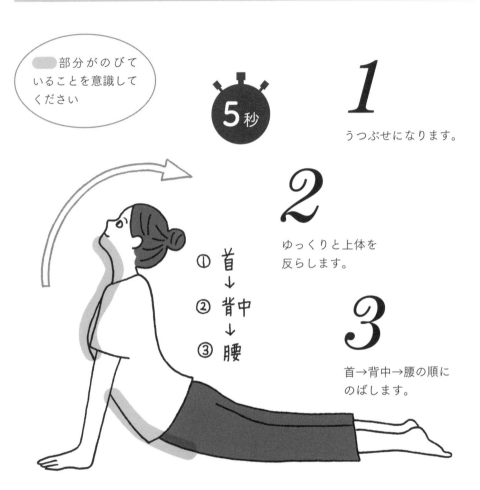

部分がのびていることを意識してください

1

うつぶせになります。

2

ゆっくりと上体を反らします。

3

首→背中→腰の順にのばします。

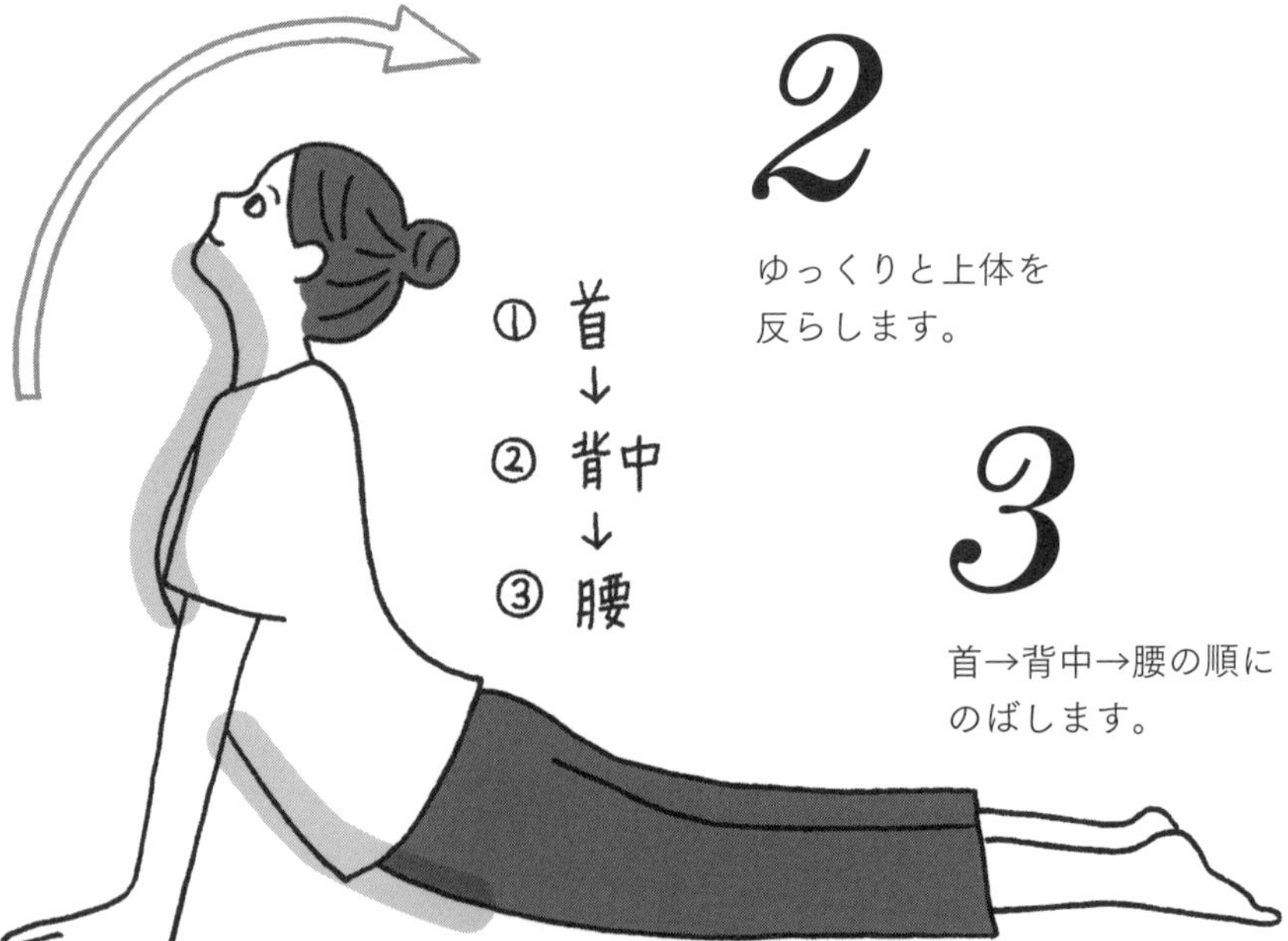

［行なう目安］１セット5～10回・1日3セット

首→背中→腰の順にのびを感じます

姿勢を整える体操　猫背タイプ❹

お尻の運動

部分がのびていることを意識してください

1

うつぶせになります。

2

右脚をつけねからあげます。ひざを曲げないようにしてください。

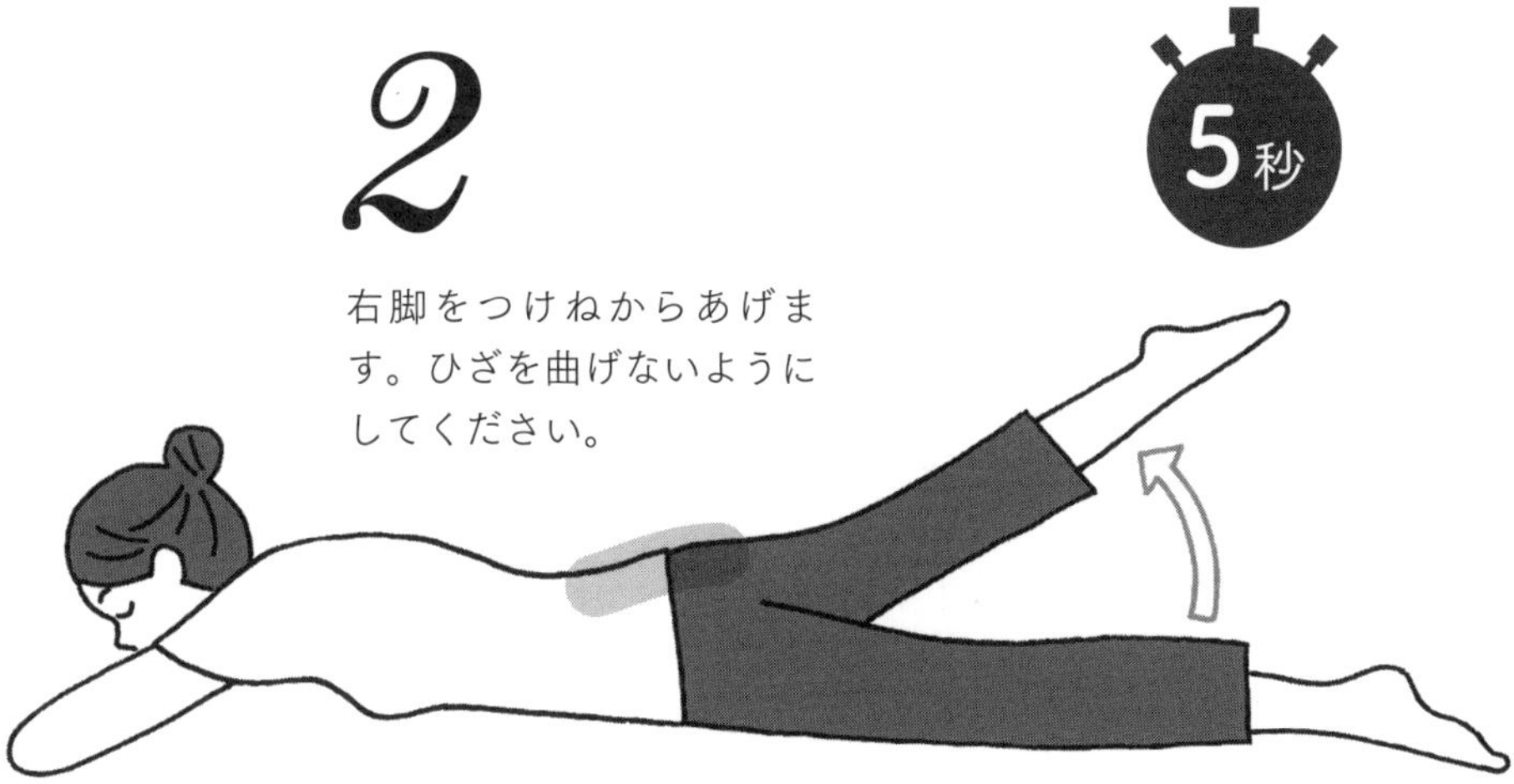

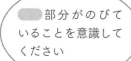

3

左脚と交互に行ないます（5～10回）。

〔行なう目安〕 1セット5～10回・1日3セット

お尻と腰まわりの運動です

姿勢を整える体操　猫背タイプ❺

脇腹と背中のストレッチ

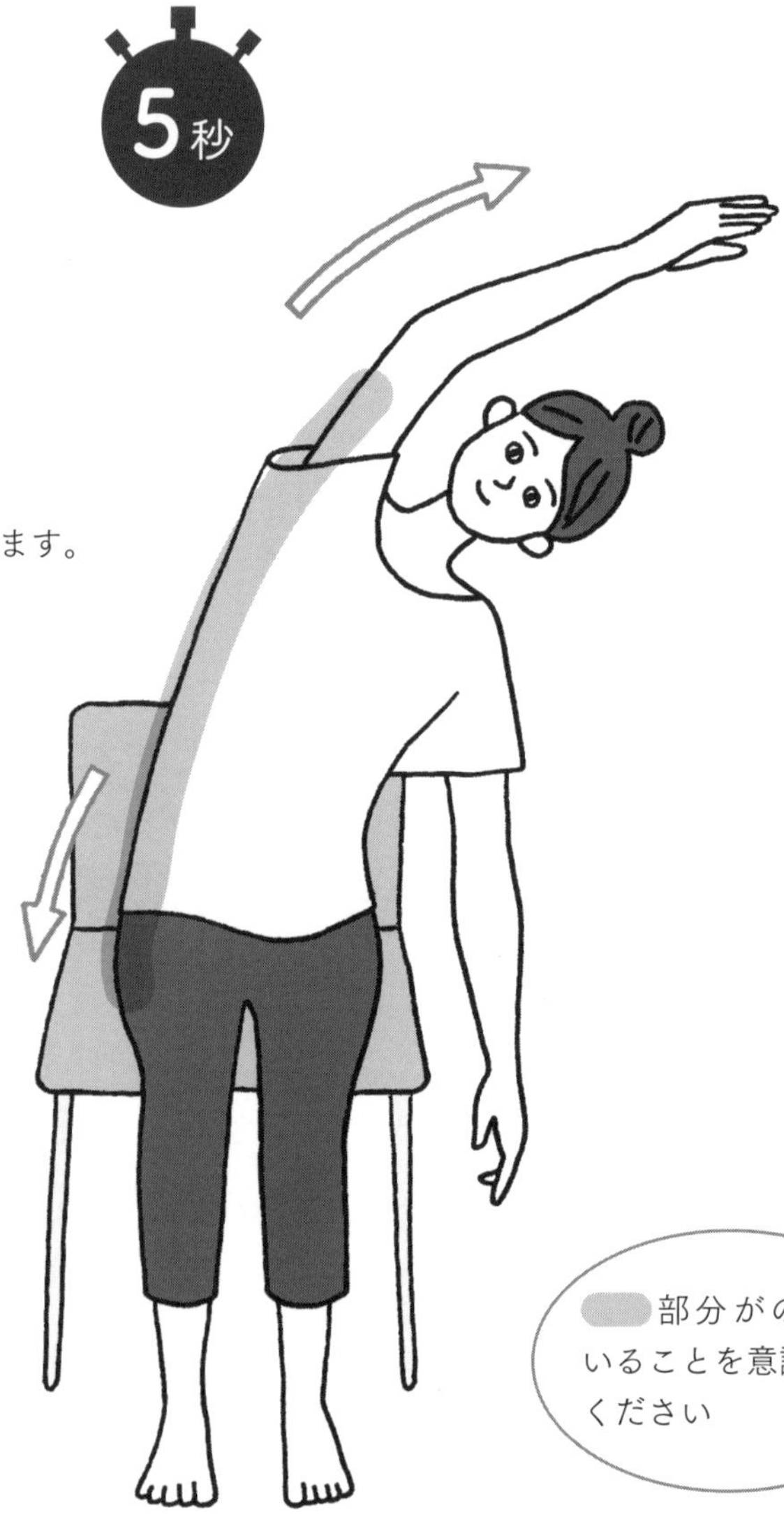

1

いすに座ります。

2

右腕をあげ、
左側に倒します。

3

左腕をあげ、
右側に倒します。

部分がのびていることを意識してください

脇腹から背中まで、
まんべんなくのばします

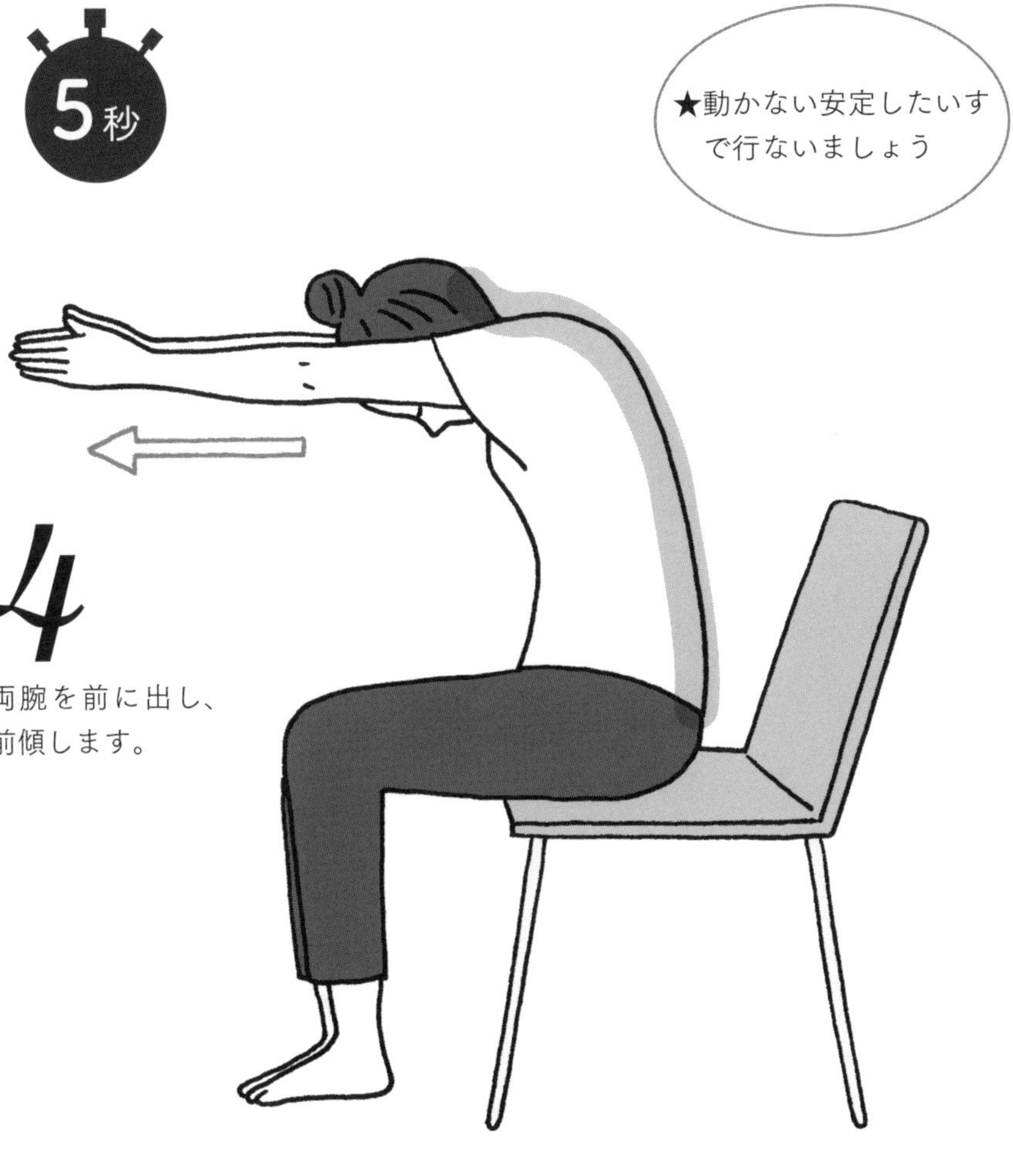
5秒
★動かない安定したいすで行ないましょう

4

両腕を前に出し、
前傾します。

［行なう目安］ 1セット5～10回・1日3セット

姿勢を整える体操　猫背タイプ❻

太ももの前面ストレッチ

★左右の足で同じように行ないましょう

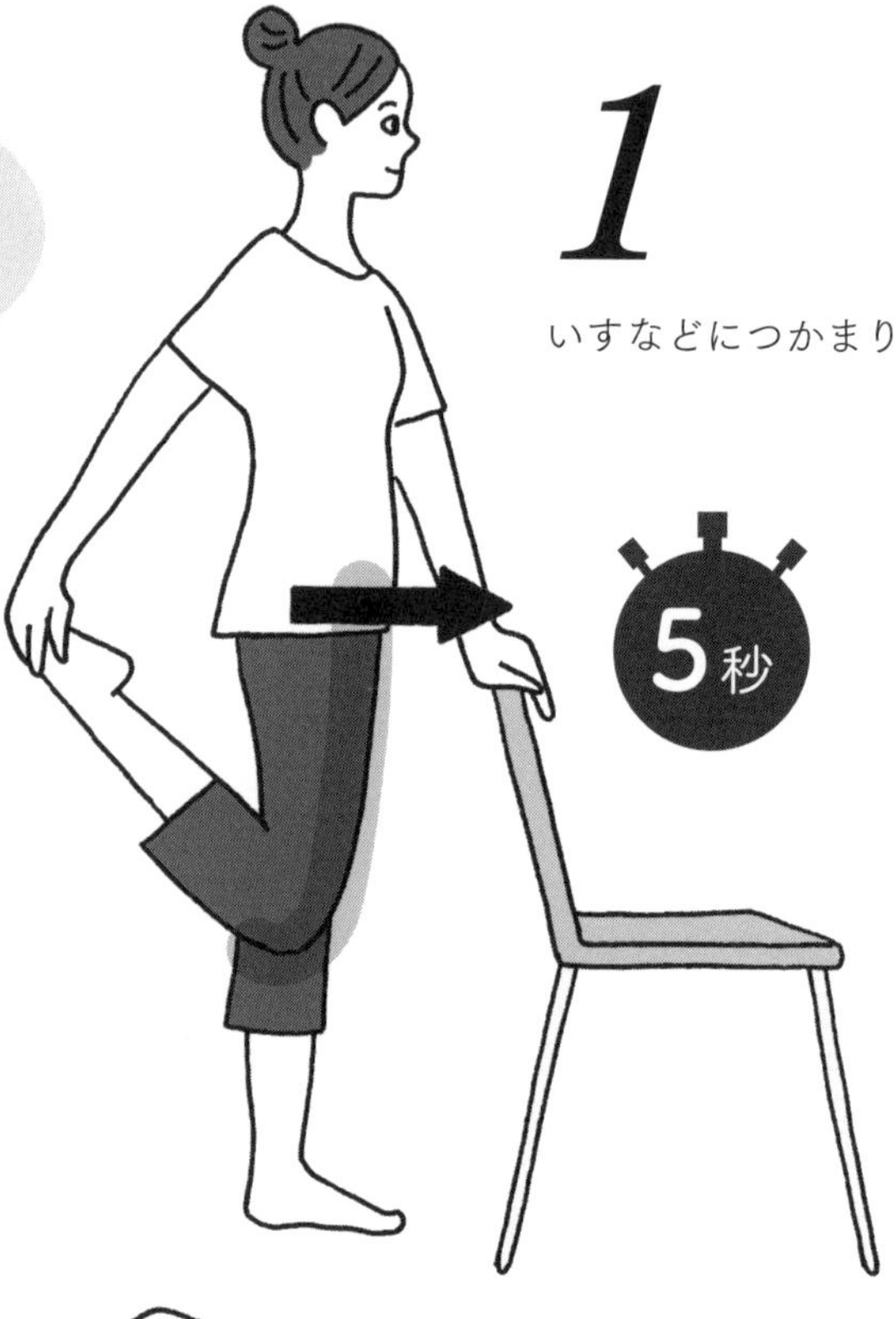

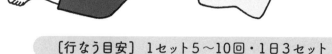

1

いすなどにつかまります。

2

ひざを曲げ、後ろから足のつま先をつかみ、お尻を前に突き出します。

部分がのびていることを意識してください

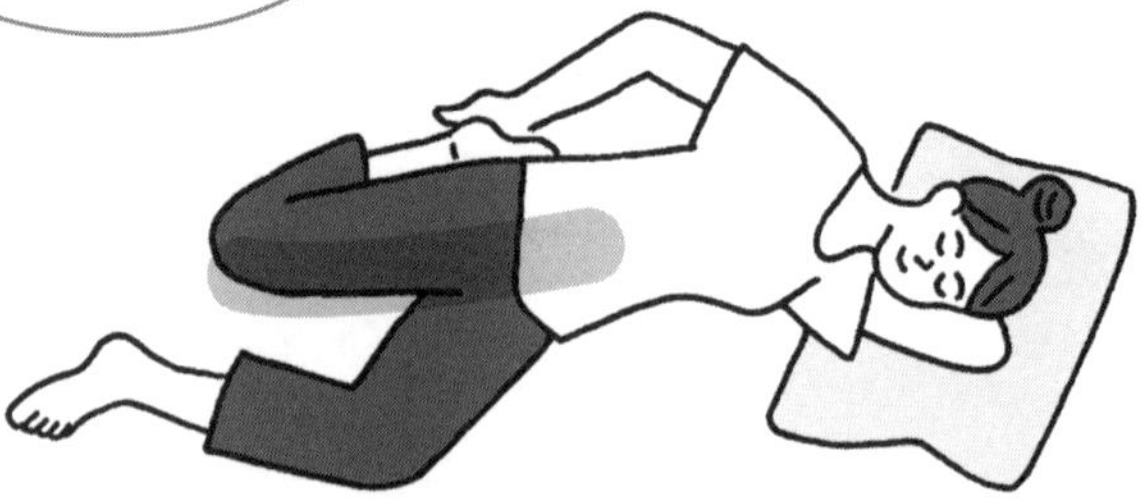

※立って行なうのがむずかしい場合は、横になって行ないましょう

〔行なう目安〕 1セット5～10回・1日3セット

反り腰タイプの姿勢をよくするストレッチ

反り腰タイプは、壁に背をつけて立つと、頭、肩、かかとが壁につきません。これは、骨盤が前に倒れて股関節の前面が硬くなり、重心が前にあるからです。

そこで、腰の反りを改善するために、股関節をやわらかくするためのストレッチや腹筋、そして重心を後ろにする運動を行ないます。

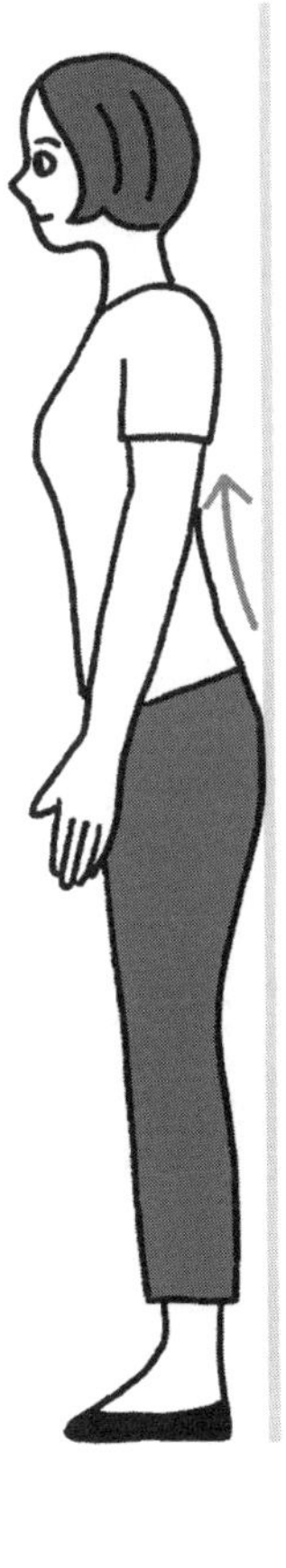

姿勢を整える体操　反り腰タイプ❶

呼吸腹筋運動

1

あおむけになり、
ひざを立てます。

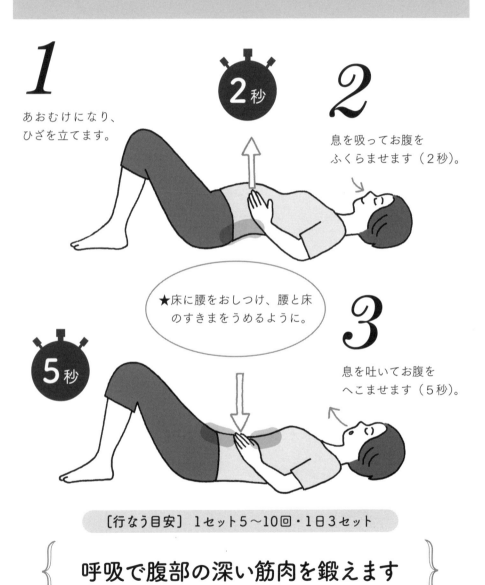

2

息を吸ってお腹を
ふくらませます（2秒）。

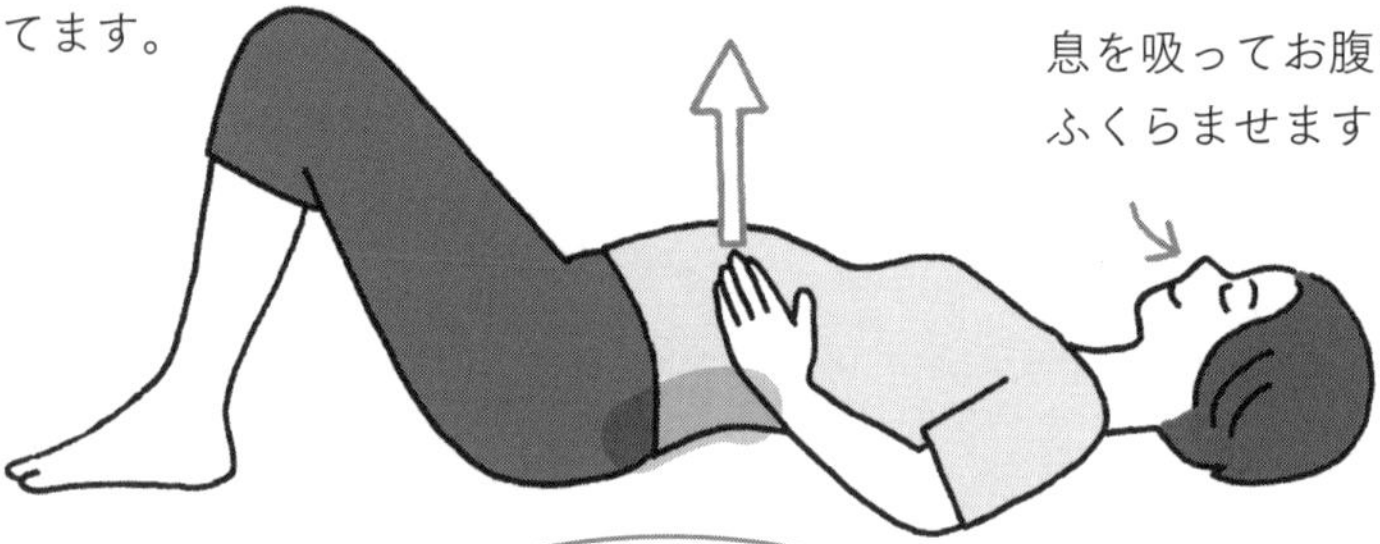

★床に腰をおしつけ、腰と床のすきまをうめるように。

3

息を吐いてお腹を
へこませます（5秒）。

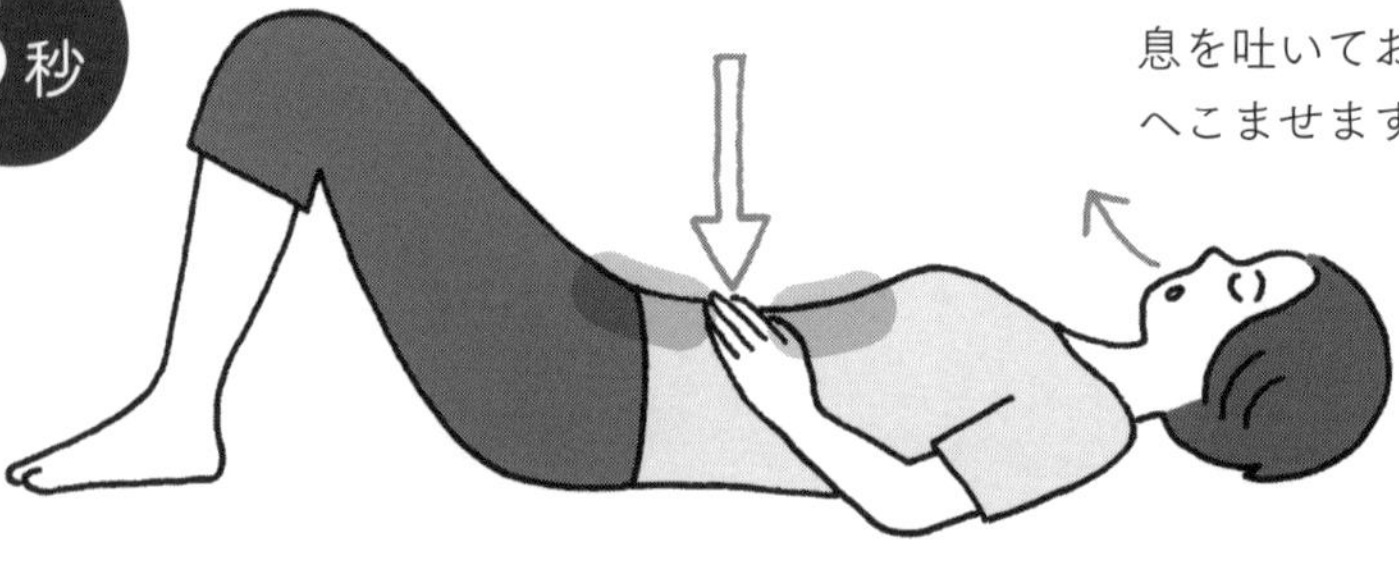

［行なう目安］1セット5〜10回・1日3セット

呼吸で腹部の深い筋肉を鍛えます

姿勢を整える体操　反り腰タイプ❷

ゆりかご運動

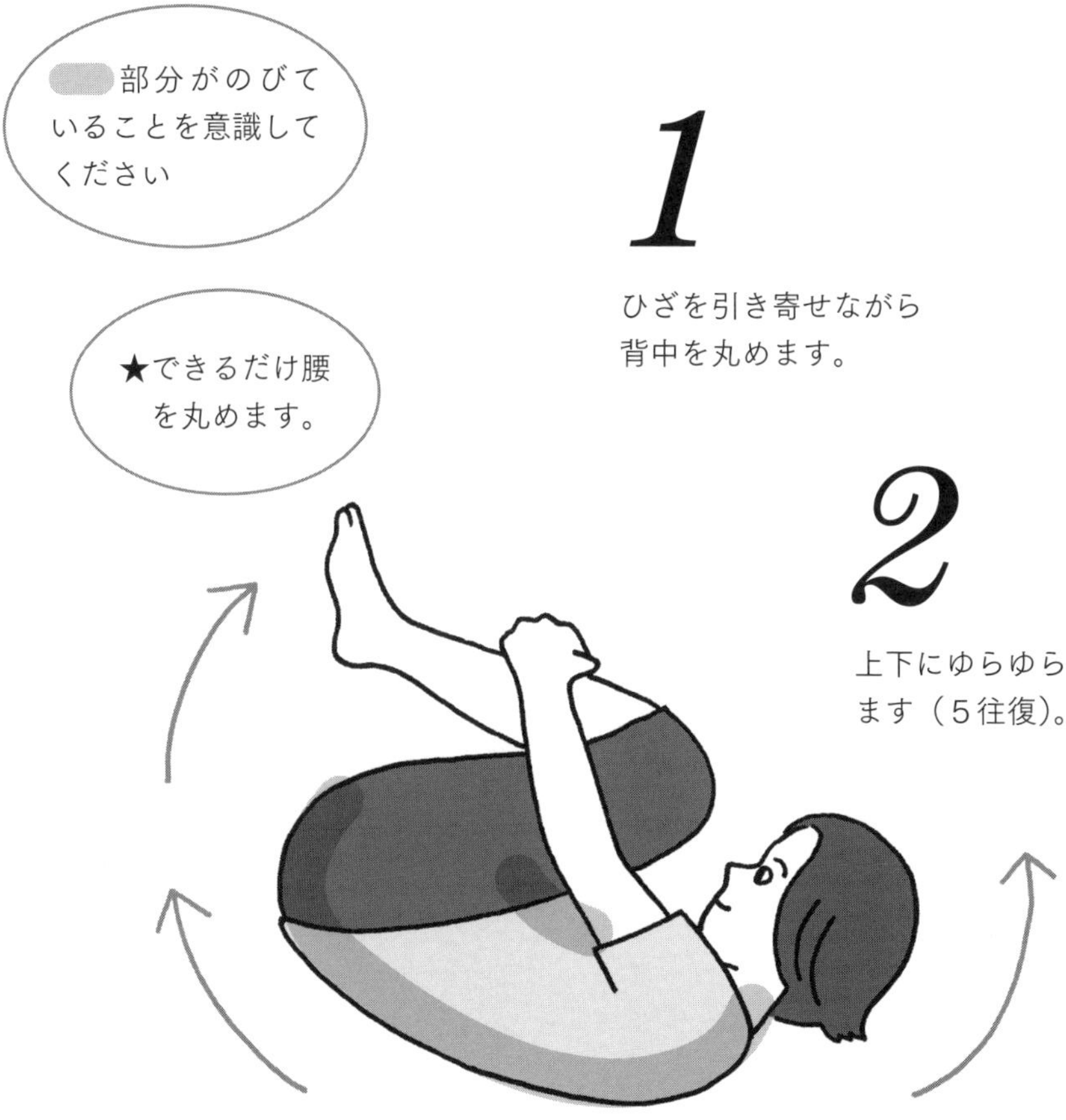
部分がのびていることを意識してください
★できるだけ腰を丸めます。

1

ひざを引き寄せながら
背中を丸めます。

2

上下にゆらゆらとゆれます（5往復）。

［行なう目安］ 1セット5～10回・1日3セット

腹筋を鍛え、背中・お尻のストレッチにも

姿勢を整える体操　反り腰タイプ❸

背中と肩後面ストレッチ

1

手を組みます。

部分がのびていることを意識してください

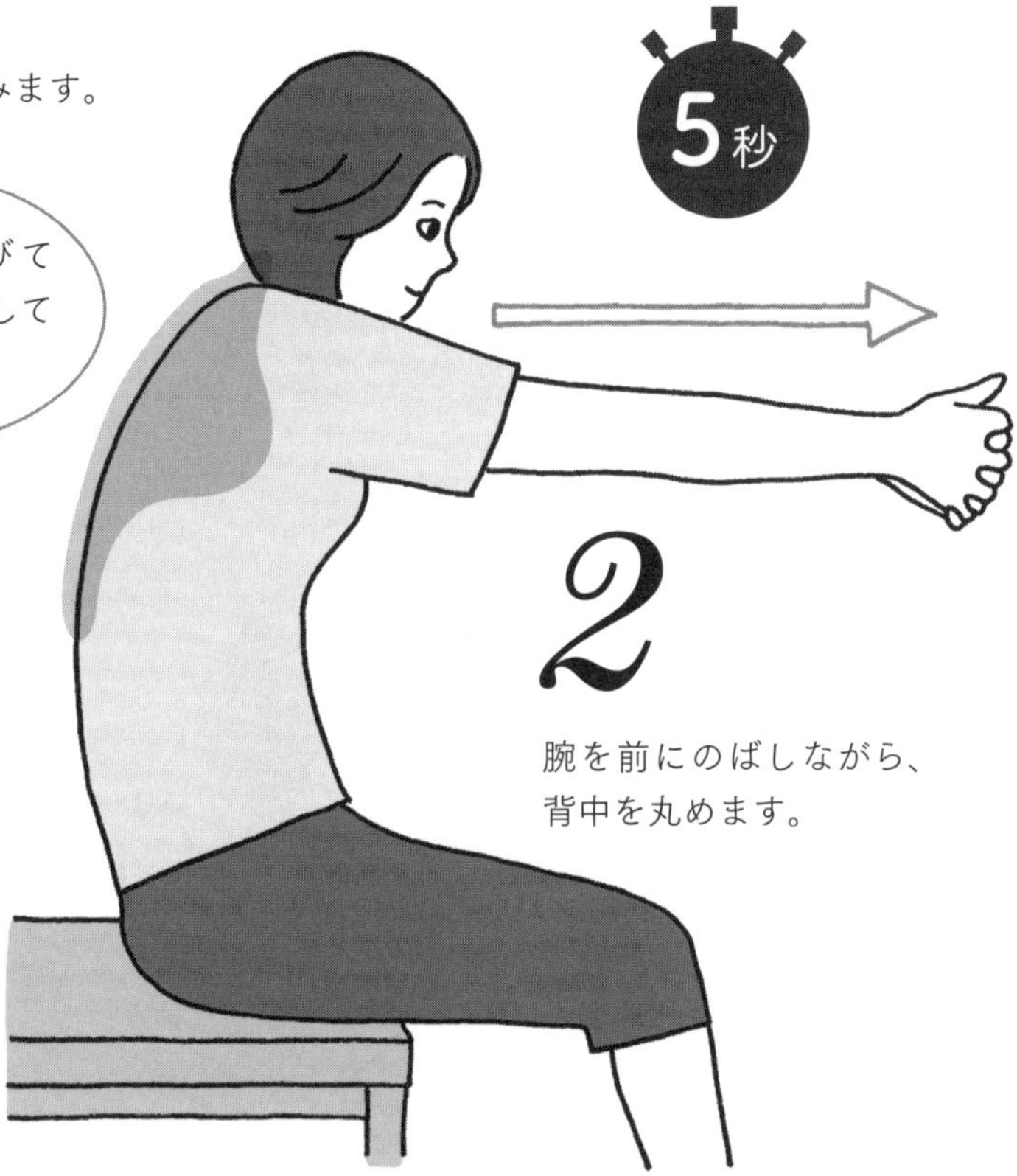

2

腕を前にのばしながら、背中を丸めます。

［行なう目安］1セット5～10回・1日3セット

背中がのびるのを感じましょう

姿勢を整える体操　反り腰タイプ❹

片足開脚

1

うつぶせになります。

2

右ひざを曲げながら、ひざがしらを脇の下に向けて引きあげ、足を開きます。

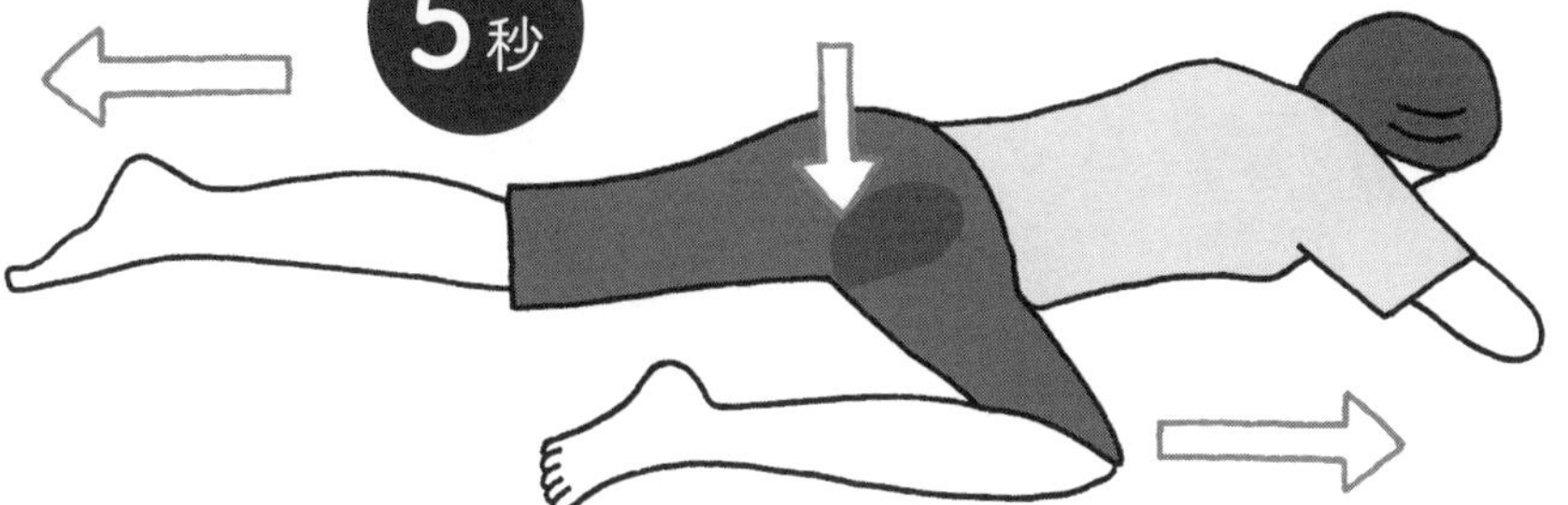

★股関節を床に近づけます

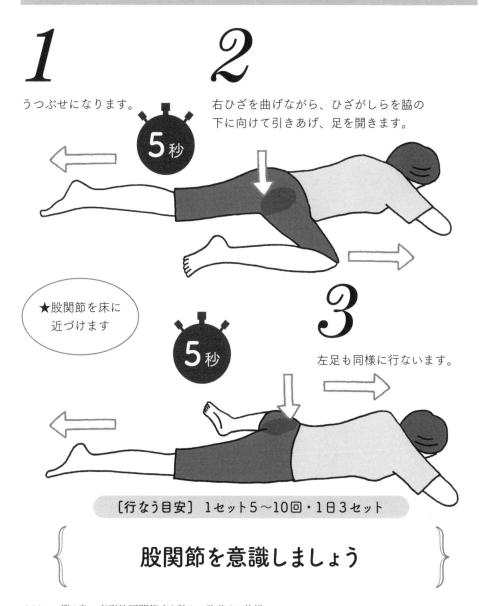

3

左足も同様に行ないます。

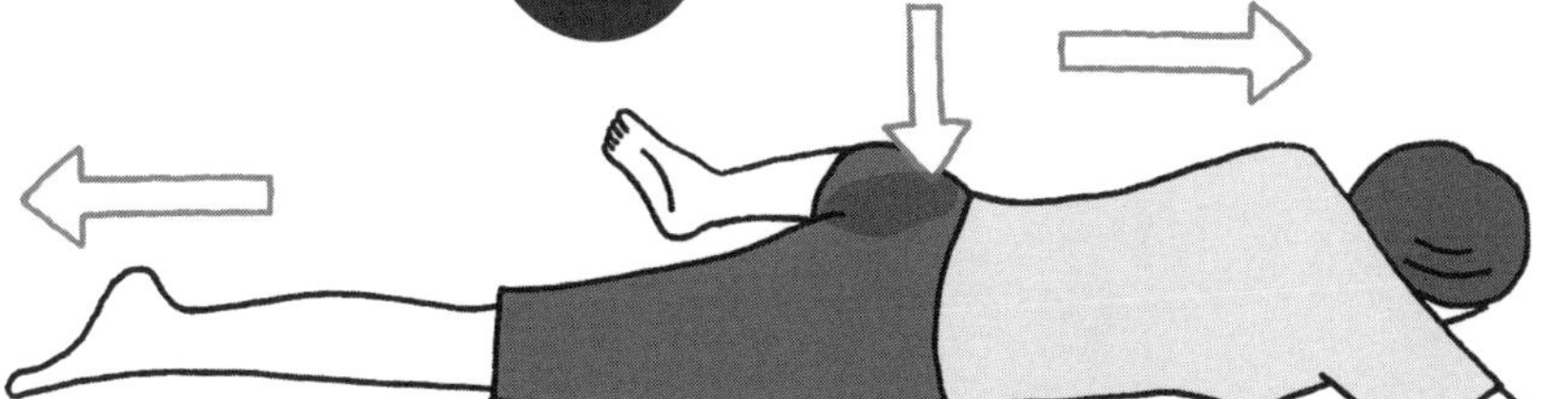

［行なう目安］ 1セット5～10回・1日3セット

股関節を意識しましょう

姿勢を整える体操　反り腰タイプ❺

太ももの前面ストレッチ

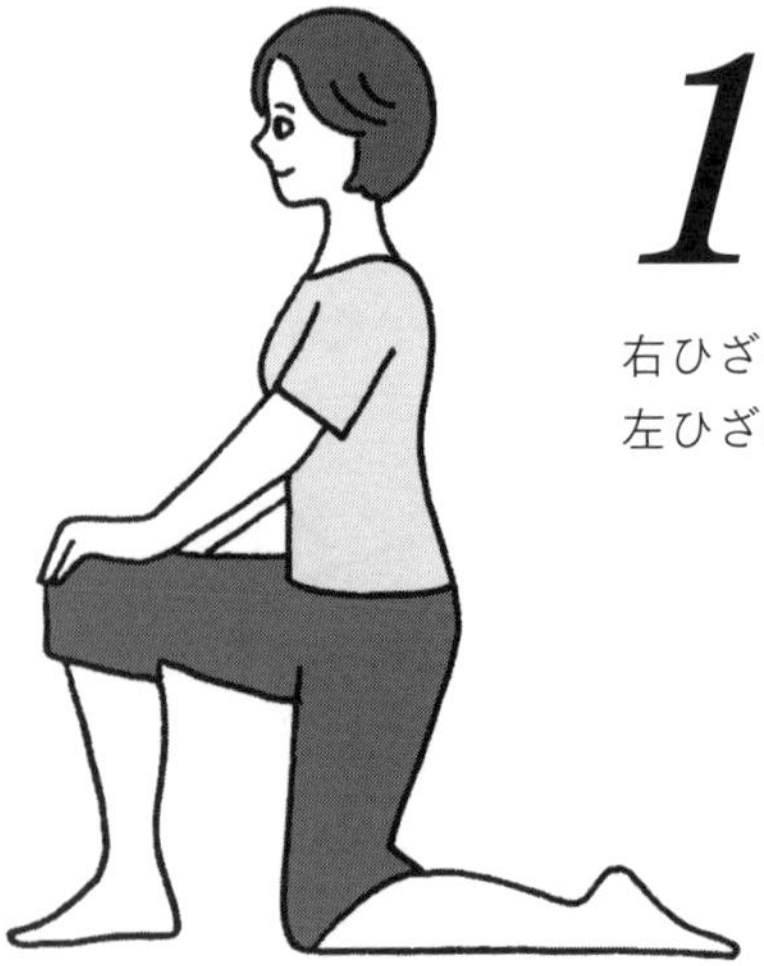

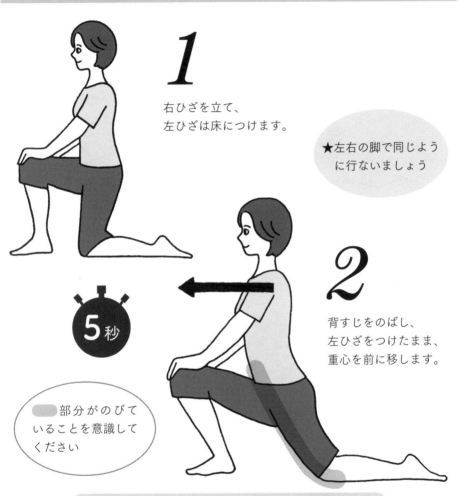

1

右ひざを立て、
左ひざは床につけます。

★左右の脚で同じように行ないましょう

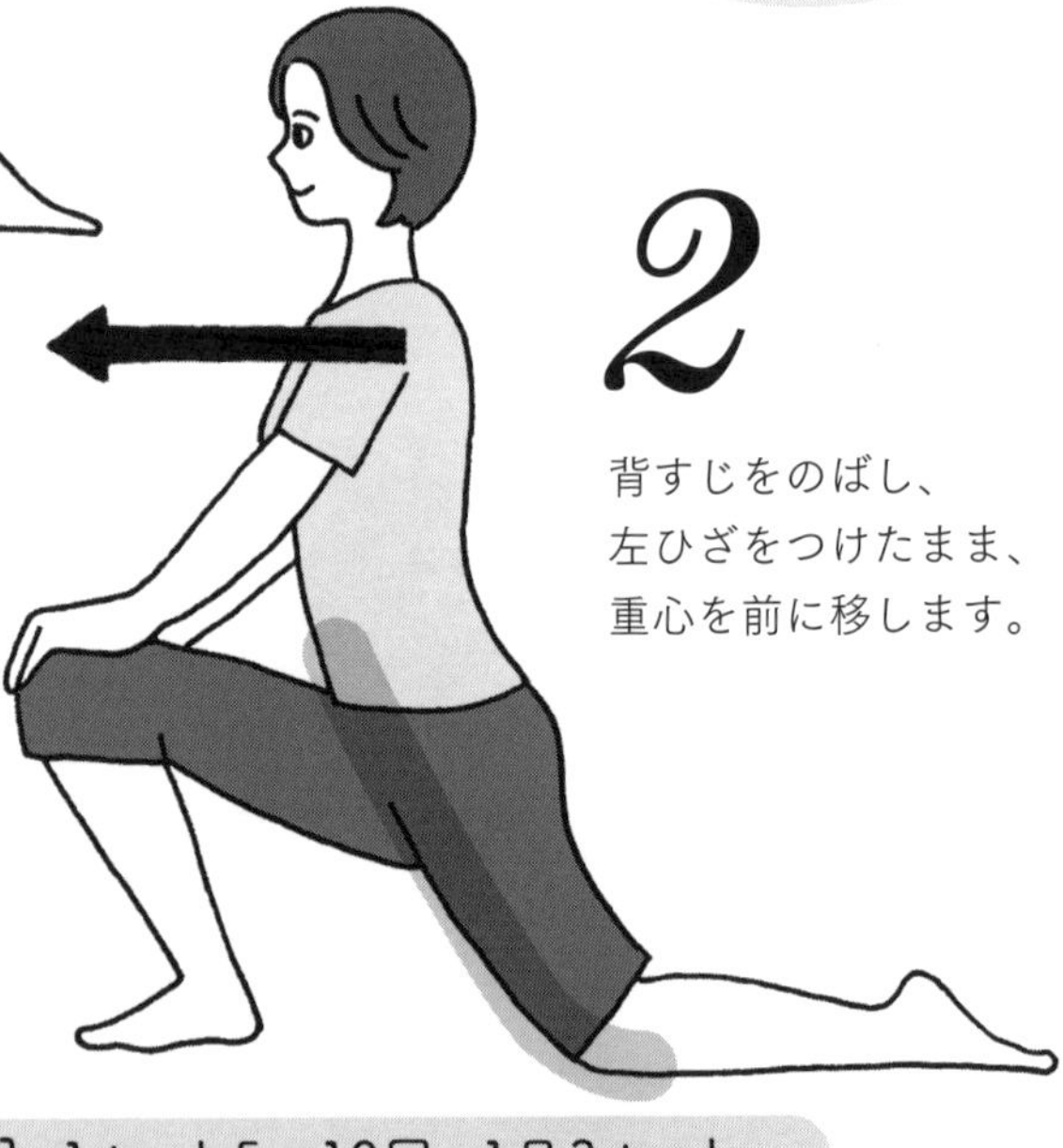

2

背すじをのばし、
左ひざをつけたまま、
重心を前に移します。

■部分がのびていることを意識してください

［行なう目安］ 1セット5～10回・1日3セット

後ろ側の脚の、太ももの前をのばします

姿勢を整える体操　反り腰タイプ❻

かかと立ち

1

いすやテーブルにつかまり、
かかとで立ちます。

2

重心を後ろに
移します。

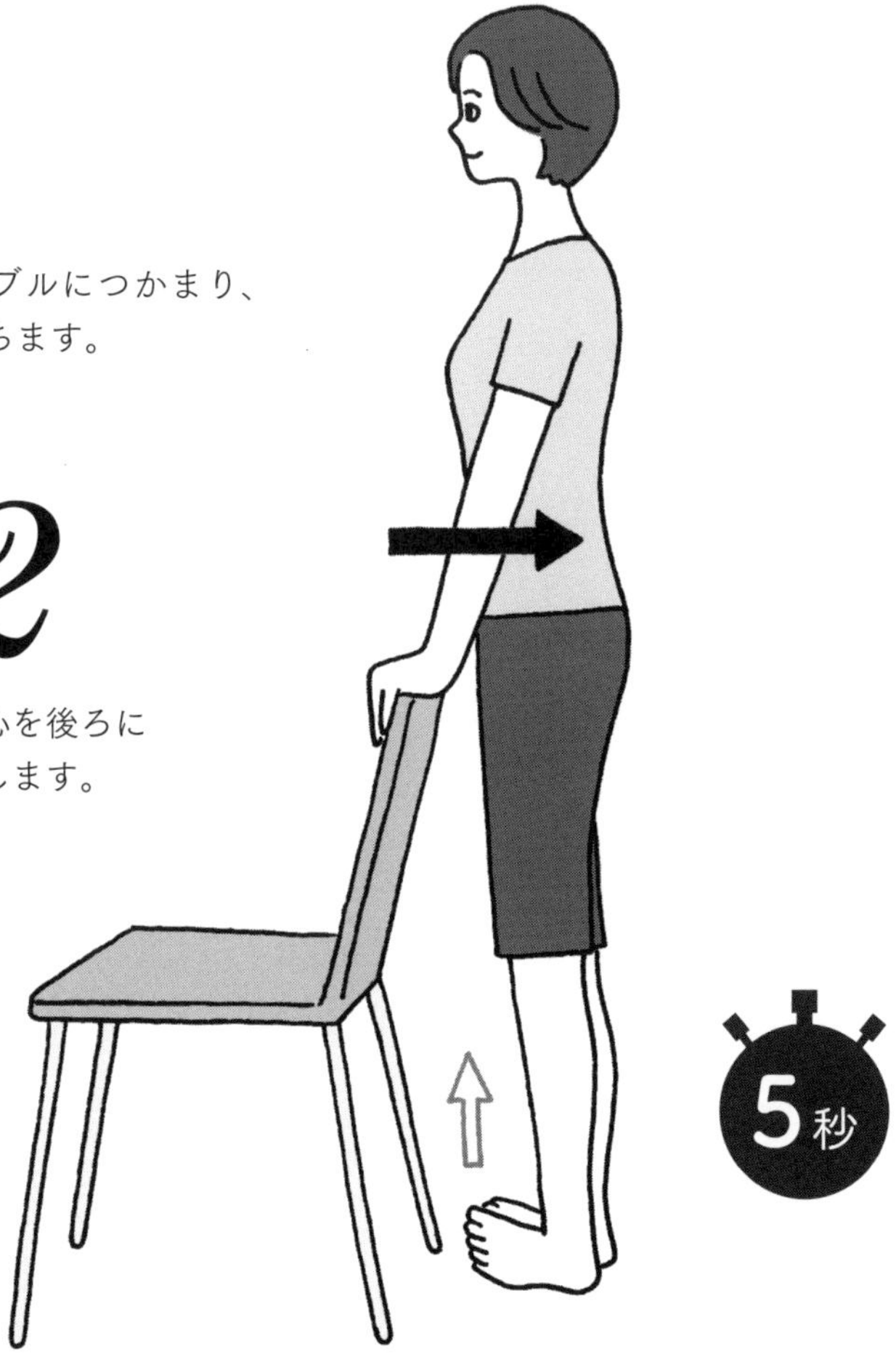

［行なう目安］ 1セット5～10回・1日3セット

背すじをのばしたまま
重心を後ろに移します

ぽっこりお腹タイプの姿勢をよくするストレッチ

ぽっこりお腹タイプは、壁に背をつけて立つと、頭とお尻が壁につきません。腹筋が弱いために、お腹が前に突き出てしまいます。さらに太ももの後面が硬く、重心が後ろにある姿勢です。

そこで、腹筋運動と、太ももの後面のストレッチを行ないます。さらに重心を前にする運動を行ないます。

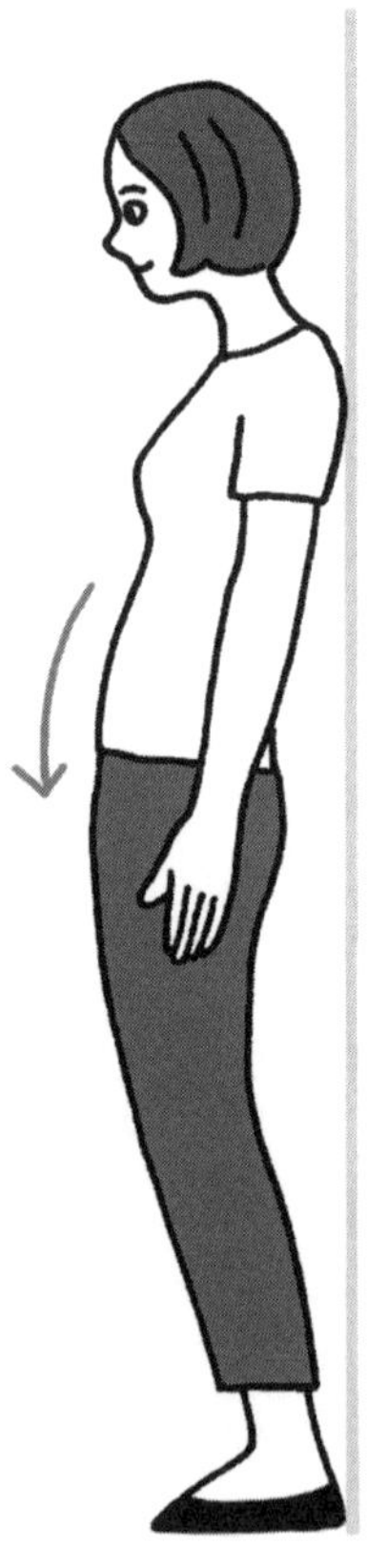

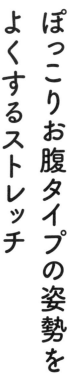

お尻のストレッチ

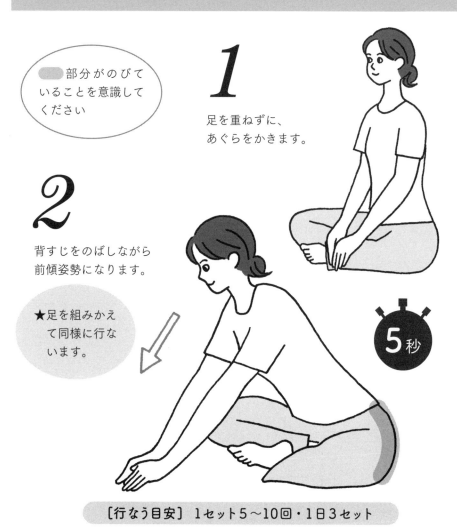

部分がのびていることを意識してください

1

足を重ねずに、
あぐらをかきます。

2

背すじをのばしながら
前傾姿勢になります。

★足を組みかえて同様に行ないます。

［行なう目安］ 1セット5～10回・1日3セット

お尻の筋肉をのばします

姿勢を整える体操　ぽっこりお腹タイプ❷

太ももの後面ストレッチ

寝転んで

★左右の脚で同じように行ないましょう

1

あおむけになります。

2

脚を持ちあげ、ひざをのばします。

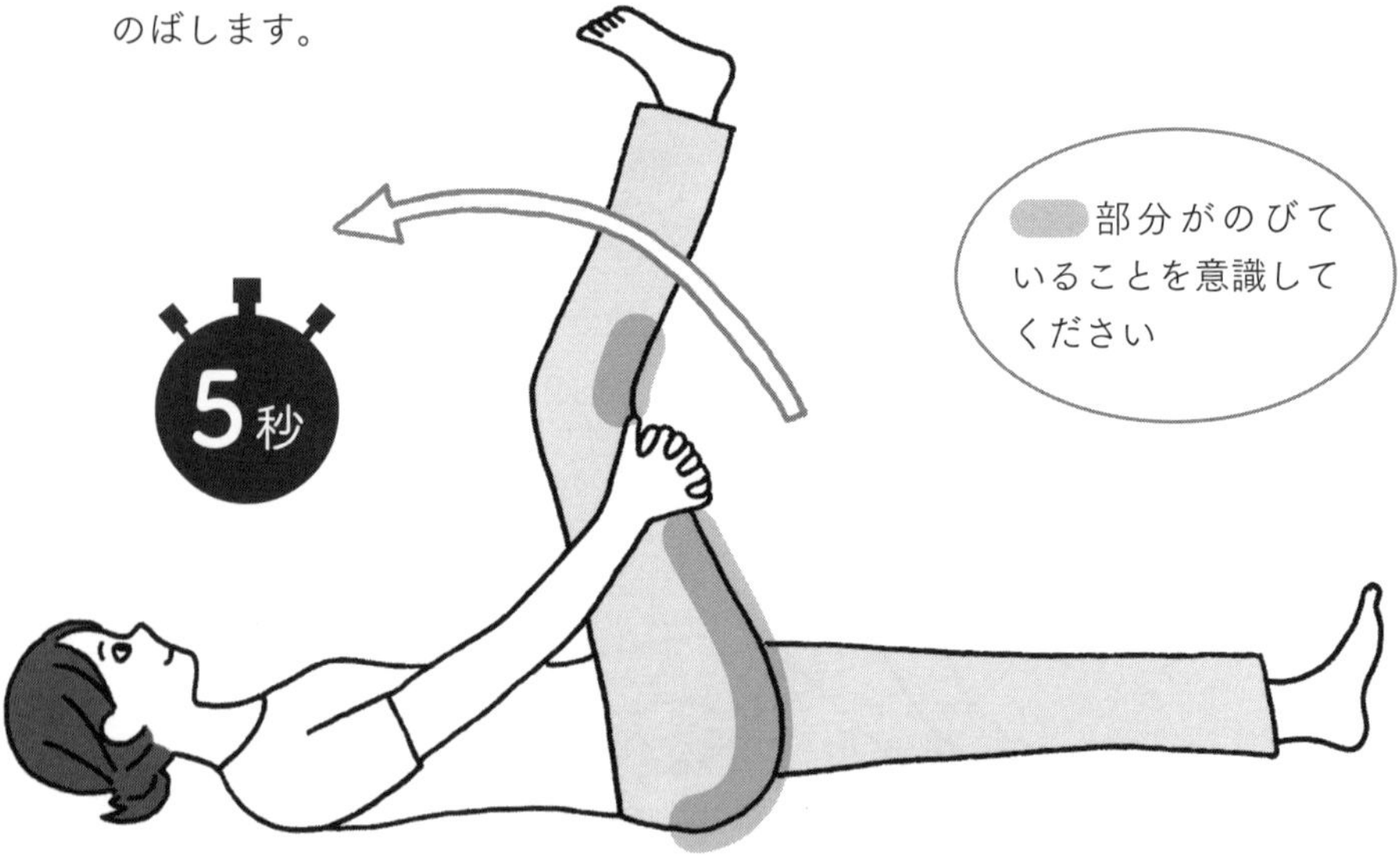

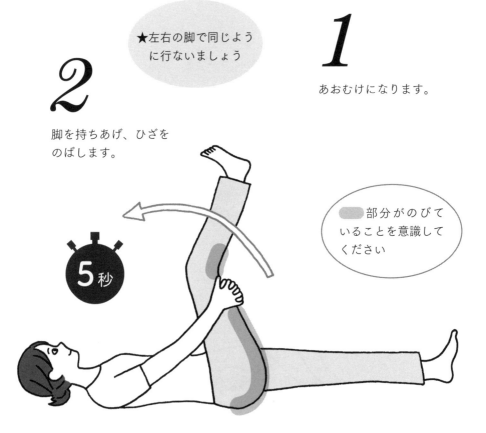

部分がのびていることを意識してください

［行なう目安］ 1セット5～10回・1日3セット

座っていることが多い人は太もも裏が硬くなりやすい

いすに座って

1

いすに座ります。

2

片方の脚をのばし、
前傾姿勢になります。

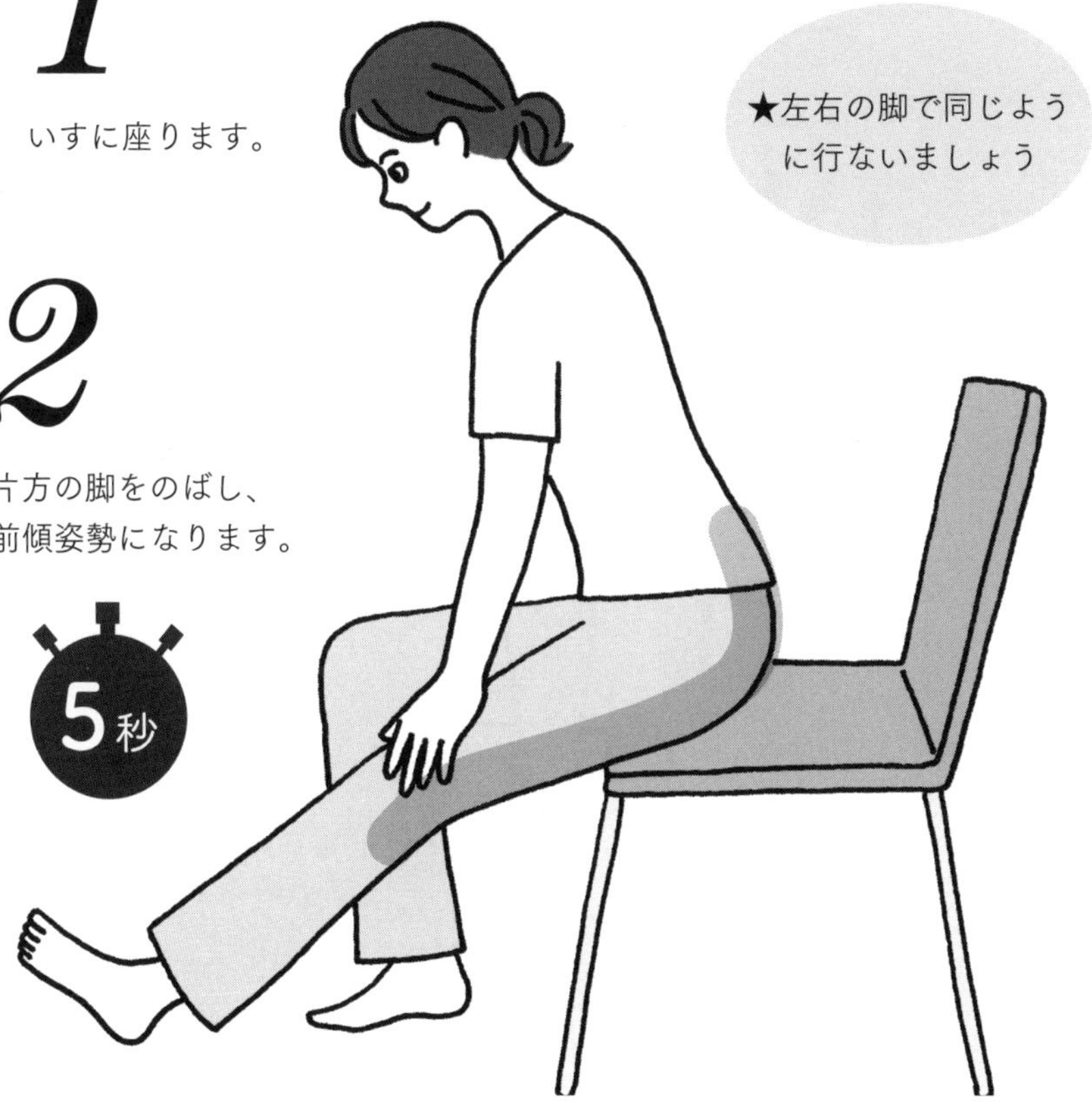

［行なう目安］ 1セット5～10回・1日3セット

姿勢を整える体操　ぽっこりお腹タイプ❸

腹筋運動　初級

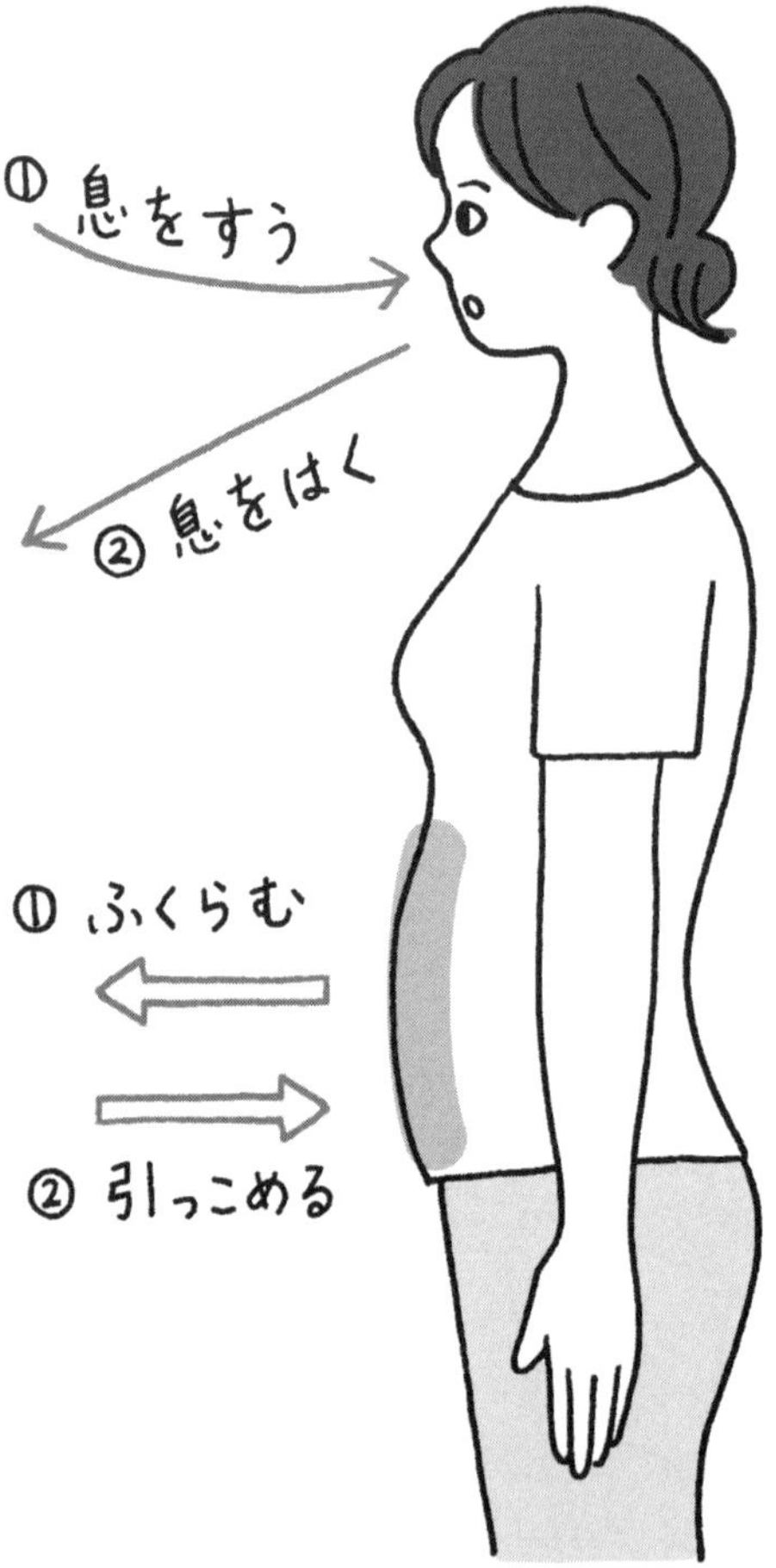

1

息を吸い、お腹を
ふくらませます（２秒）。

2

息を吐き、お腹を
引っこめます（５秒）。

部分がのびていることを意識してください

［行なう目安］１セット５〜10回・１日３セット

立ったまま呼吸をするだけで腹筋が鍛えられます

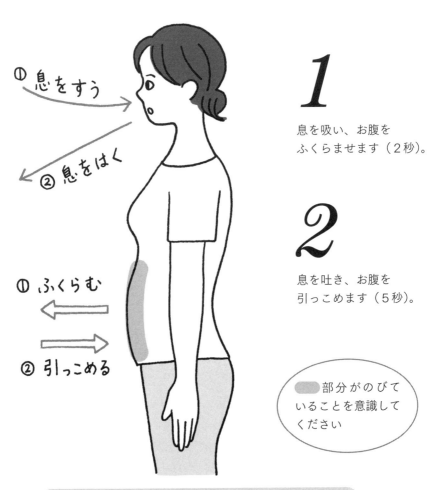

姿勢を整える体操　ぽっこりお腹タイプ❹

腹筋運動　中級

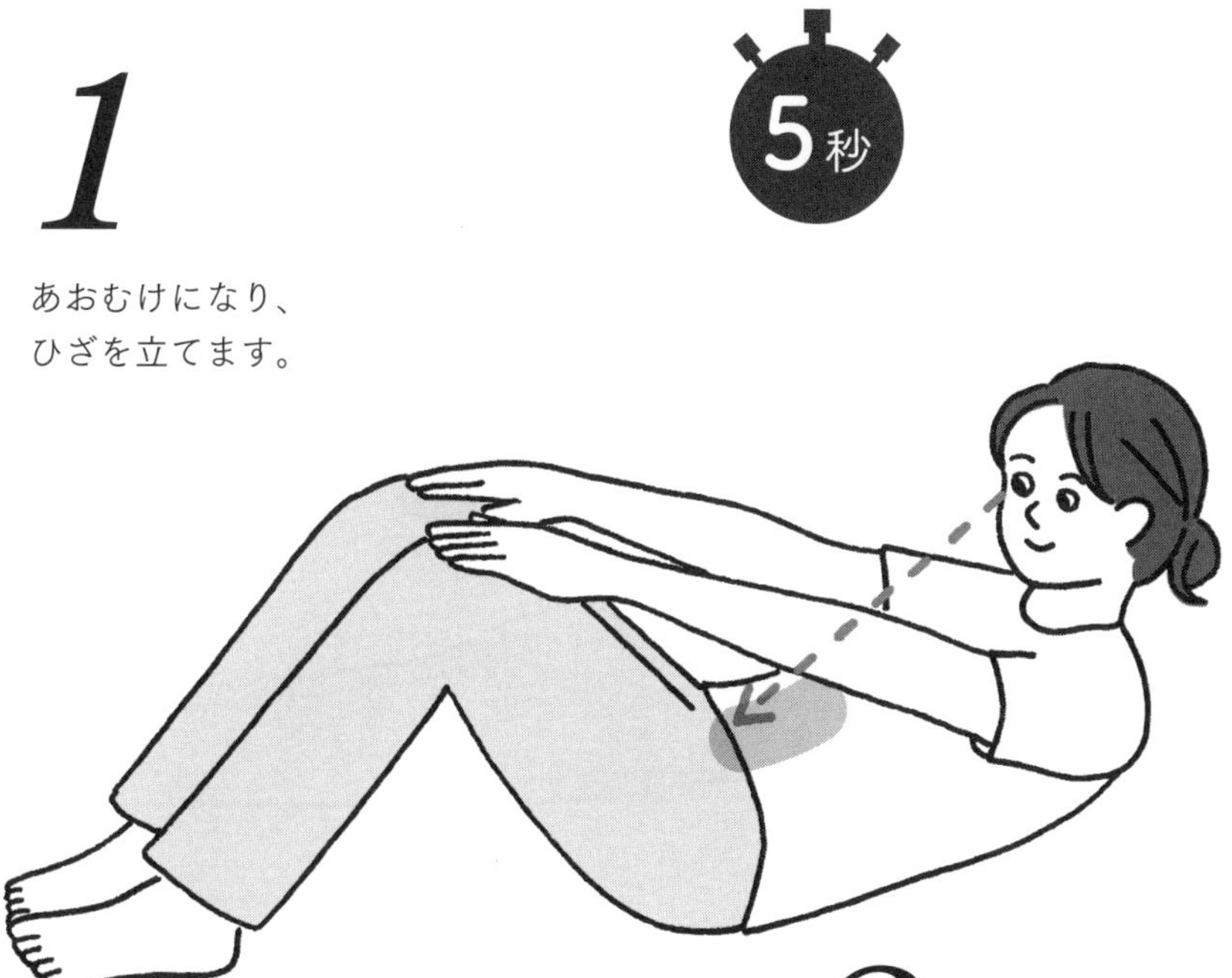

1

あおむけになり、
ひざを立てます。

2

おへそを見るように、
両手を両ひざにつけます。

部分がのびていることを意識してください

〔行なう目安〕1セット5〜10回・1日3セット

肩甲骨が床から離れればOKです

姿勢を整える体操　ぽっこりお腹タイプ❺

腹筋運動　上級

1

両ひじを床につき、からだを水平にします。

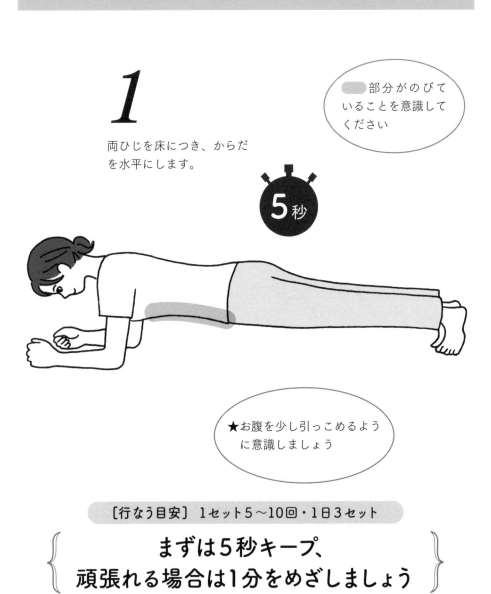

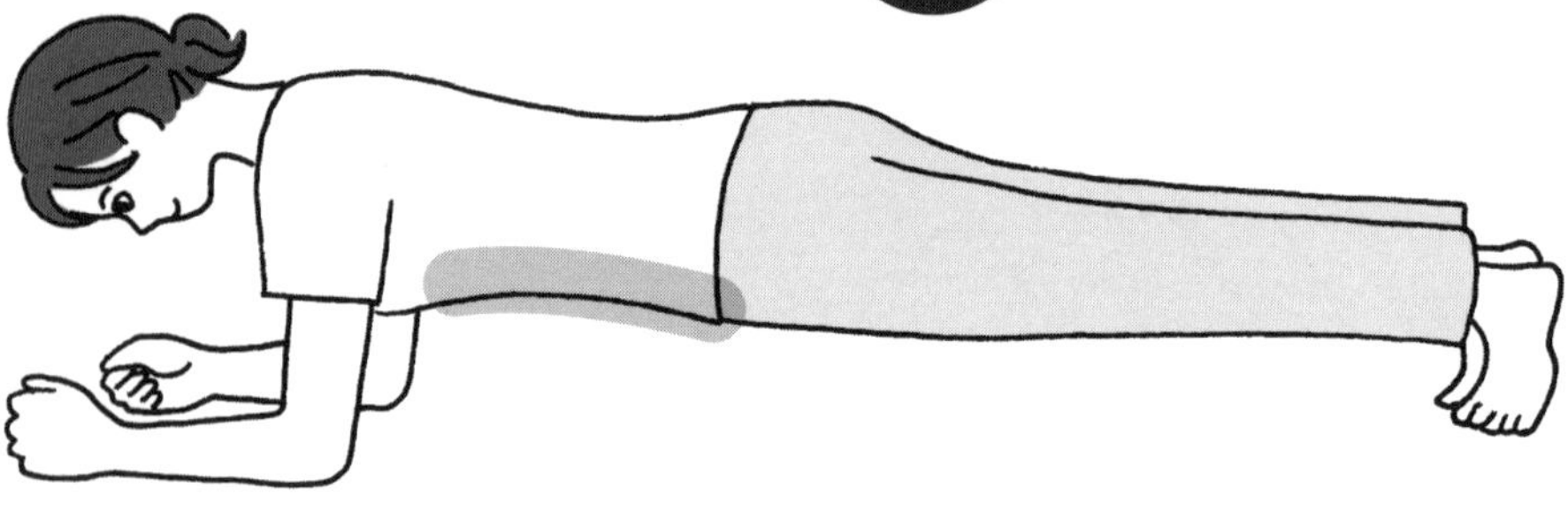

部分がのびていることを意識してください

★お腹を少し引っこめるように意識しましょう

〔行なう目安〕1セット5〜10回・1日3セット

まずは5秒キープ、頑張れる場合は1分をめざしましょう

姿勢を整える体操　ぽっこりお腹タイプ❻

つま先立ち

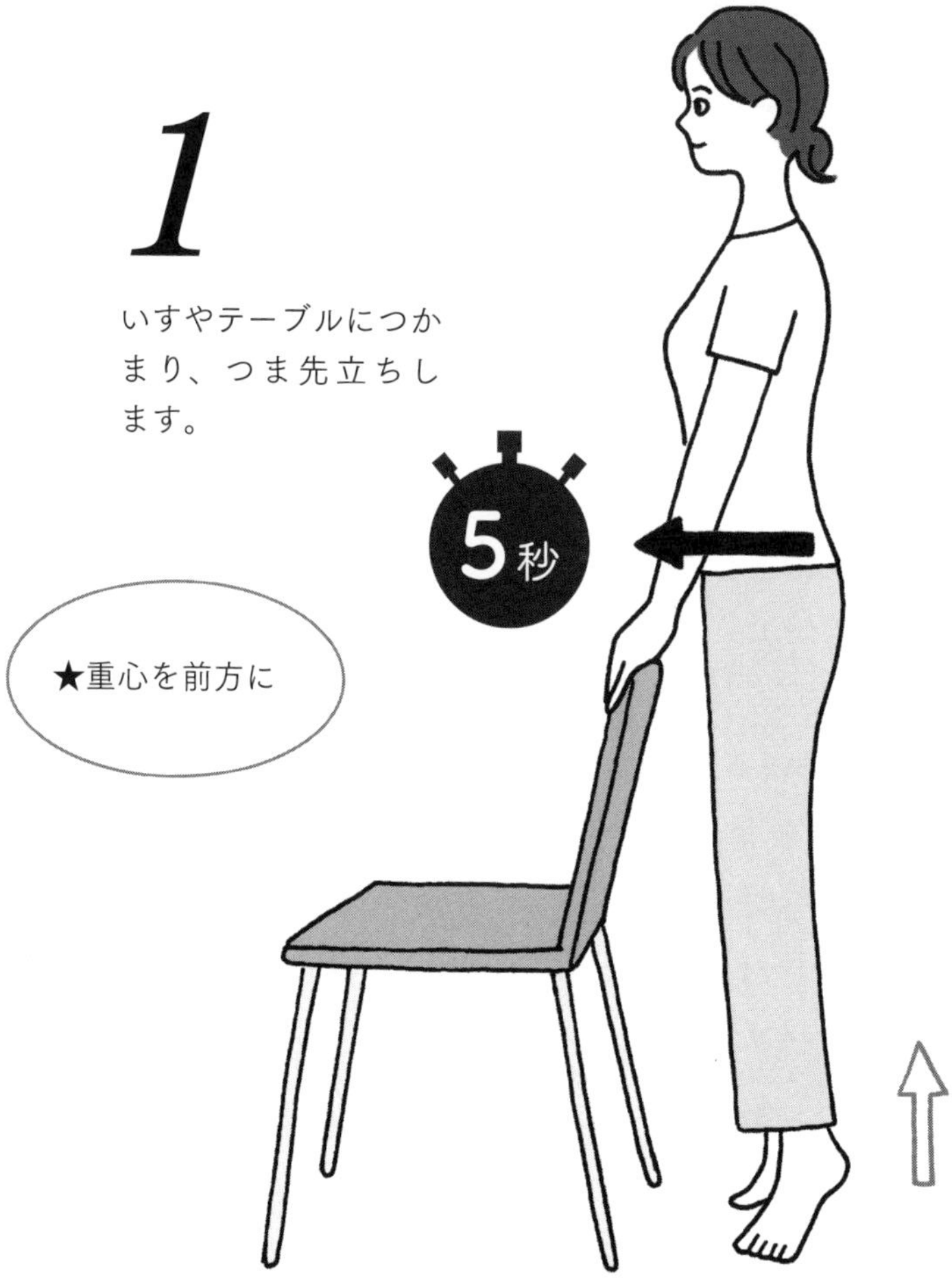
1
いすやテーブルにつかまり、つま先立ちします。
5秒
★重心を前方に

［行なう目安］ 1セット5〜10回・1日3セット

**背すじをのばしたまま
重心を前に移します**

Point

週末の長時間より 毎日の短時間！

私たちは、年々、知らず知らずのうちに運動量が減っています。若い頃はスポーツをしたり、からだを動かすレジャーを楽しんだりしていたのに、いつのまにかやらなくなり、デスクワークや家で過ごすことが増えてきます。

すると、だんだんと肩の不調もあらわれるようになります。また、運動不足でからだが硬くなっているので、「とっさに何かの動きをしたら肩を痛めた」ということが起きるようになります。

まずは、「鎖骨ほぐし（第３章）」と「おすすめストレッチ（84ページ～）」から始めてください。パソコンやスマホの合間や、家事の合間に１日何回でも行なえます。

肩をはじめ、からだが軽くなって、やる気が出てきたら、「姿勢を整える体操（94ページ～）」に挑戦してください。

落ち着いて取り組める就寝前など夜がよいと思いますが、時間がとれればいつでもかまいません。大事なのは、毎日行なうことです。週末に長時間行なうよりも、毎日短時間でも同じ時間に行ない、からだを動かすことを習慣にしてください。２週間もすると調子のよさを実感できるでしょう。

第5章

首・肩・背中が
すっきりする生活習慣

うつむく姿勢はストレッチでほぐしましょう

スマホは多くの人にとって生活必需品です。SNSのやりとりやゲーム、読書などで長時間画面を見続けることが習慣になっている人も多いでしょう。このときの、うつむきかげんの姿勢は肩こりの原因になります。

人間の背骨は横から見ると、ゆるやかなS字型をしています。約5キロもある重い頭を支えるための構造です。首から肩にかけては、S字の始まりで下のイラストのようにカーブを描いています。

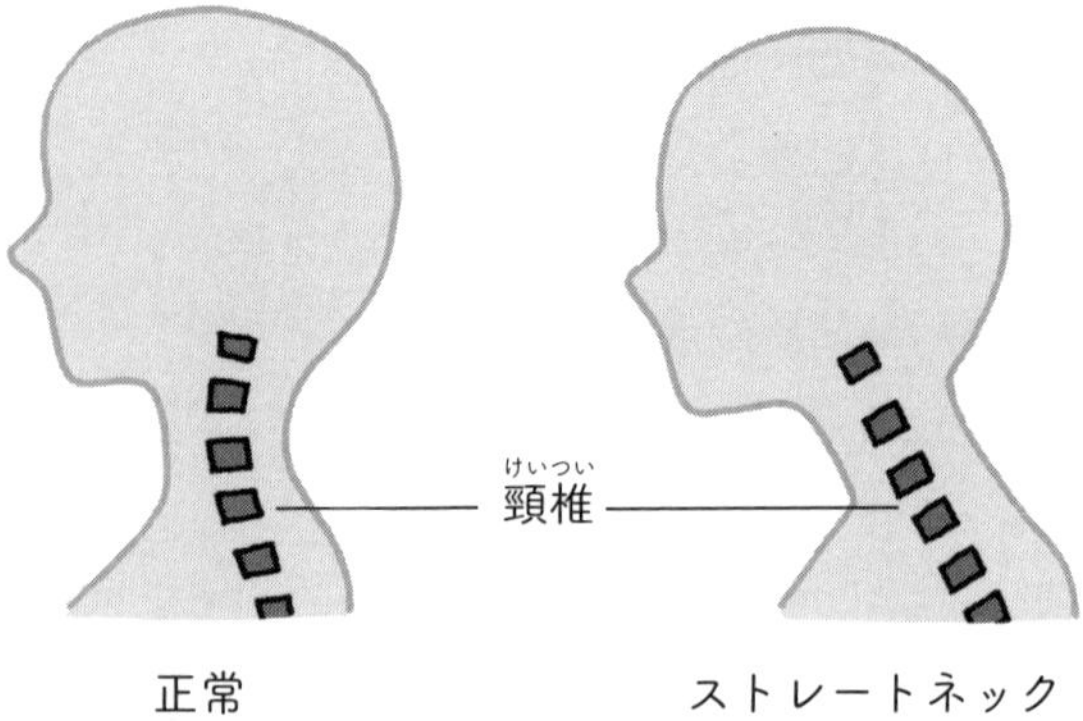

しかし、スマホやパソコン作業でうつむくと、骨がまっすぐになります。このストレートネック（まっすぐ首）の状態になると、首や肩の筋肉の負担が増えます。そこで肩がこりやすくなるのです。また、うつむくと猫背になる人は、それも肩こりの原因になります。とはいえ、デスクワークが多いと、うつむかないわけにはいきません。その場合は、まず長時間同じ姿勢を続けないようにしましょう。1時間ごとに休むと決めて、54ページの「鎖骨の動きがわかるエクササイズ」や第4章の「おすすめストレッチ（84ページ〜）」を行なって肩の筋肉をほぐします。

猫背の人は姿勢をよくするストレッチを

うつむくときには猫背にならないように気をつけましょう。14ページの姿勢チェックシートで「猫背タイプ」だとわかった人は、第4章の猫背タイプ用のストレッチを行なって姿勢をよくしていきましょう。

また、よく使う利き手側の肩はこりやすいものです。鎖骨の下の筋肉をさわってみてください。利き手でない側より硬くなっていませんか？　硬くなっている部分は「鎖骨ほぐし」でつまんでほぐしましょう。

つらい夜間痛。よく眠り、鎖骨ほぐしを行ないましょう

夜寝ていて、肩の痛みで目がさめるのはつらいものです。痛い肩を無意識に動かしてしまい、激痛で目がさめるということが何度もあると、じゅうぶんに眠った気がしません。たとえば肩周囲の組織が、原因不明の炎症を起こす肩関節周囲炎（五十肩）は、発生して2週間ほどの急性期の痛みはかなりつらいことが多いものです。

しかし副交感神経の働きがたかまる睡眠中は、炎症を抑えるなど、からだの修復が行なわれますので、不調があるときこそ、よく眠りたいものです。

いすに座ってでも眠りましょう

まず寝る前に、肩が痛くない姿勢をとって眠るようにします。背中に枕をあてるなどして痛まない姿勢をみつけましょう。といっても寝相が悪い人は、どうしても、からだが動いてしまいます。何度も目覚めるようなら、一時的にいすに座ってでも眠っ

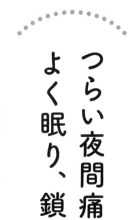

たほうがよいのです。

五十肩では痛みがとれると硬くなり、肩や腕が以前より動かなくなります。この症状から、英語では五十肩をfrozen shoulder（凍結肩）と呼びます。凍結肩の症状を予防・軽減するために、痛みのあるうちから「鎖骨ほぐし（第3章）」を行ないましょう。痛みがある部分は動かさずに、硬くなった筋肉をさすったりつまんだりしてほぐします。痛みがなくなったら、第4章の「おすすめストレッチ（84ページ〜）」も行ない、可動域を広げていきましょう。

3カ月ぐらい痛みがおさまらなければ受診を

五十肩をはじめ肩の不調がある場合、**動かして強い痛みを覚えるストレッチはやめたほうがいい**のですが、さすったりつまんでほぐす「鎖骨ほぐし」は積極的に行なっていただけます。また、ストレッチは、「痛気持ちいい」ぐらいがちょうど効いています。加減して行ないましょう。

「鎖骨ほぐし」を行なって3カ月ぐらいしても夜間痛がおさまらない場合は、筋肉や腱などに損傷のおそれがありますので受診をおすすめします。

ストレスやライフイベントも肩こりの原因になります

肩の不調には、ストレスも関連していることをご存じでしょうか。

ある女性の話です。職場で、異動先に気の合わない女性がいました。日がたてば慣れるだろうと笑顔で接するようにしていましたが、何かと嫌味をいわれます。それでも忙しく仕事をこなしていると、ある日、左肩が痛くて上がらなくなりました。週末はいいのですが、月曜日になるとまた痛くなります。

この女性は、おそらくストレスで胃腸の働きが低下し、それが肩の不調につながっているのではないかと思います。また、ストレスを受けると自律神経が血管を収縮させ、血行が悪くなることも肩こりにつながります。あなたも緊張する相手と会った後に、肩がこっていた経験があるのではないでしょうか。

私が患者さんと接する中で、女性は左肩に、男性は右肩に不調を訴えることが多いように思います。左側には胃が、右側には肝臓があります。女性は、ストレスで胃が不調になることが多く、男性はお酒で肝臓に負担をかけることが多いからではないかと推測しています。

また、左肩がこっている女性の患者さんの肩をさすりながら、ゆっくりと話を聞くだけで症状が軽くなることもありました。プレッシャーを感じている状況を話すだけで、ストレスが軽減し、肩の調子がよくなったのです。

長い人生には肩こりの原因がつきもの

女性特有の肩こりの原因として、女性のライフイベントがあげられます。

ストレスが原因の月経不順の場合、肩がこることがあります。また、妊娠中、特にお腹が大きくなる40週以降は、バランスをとるために背中が後方に張り、反り腰になります。出産後もこの姿勢が続くと、鎖骨が動かないために、肩こりになりやすく、それがクセになって長く続くことがあるのです。さらに、ホルモンバランスや自律神経が乱れる更年期にも、肩こりに悩む人が多くなります。

このように、長い人生には肩こりの原因がつきものです。鎖骨ほぐしやストレッチを習慣にして、すっきりと充実した毎日を過ごしましょう。

マウスはたてに持つほうが自然で負担が少ないのです

パソコン作業が多い人はうつむき姿勢にくわえて、さらに手指の動かし方が肩こりにつながることもあります。

マウスを使う場合、手のひらをマウスにかぶせるようにして持つことが多いと思います。じつは、手のひらは握手をするときのように、親指を上にして垂直に立てているのが骨格的に自然な状態です。手首をひねってマウスにかぶせると、腕から肩の筋肉に負担がかかり、こりにつながります。そこで、手のひらを立てて操作できるマウスが開発され、販売されています。さらには、姿勢がよくなるいすもあります。

万人に合うわけではないと思いますが、こういう製品に興味をもつことで、からだの動きはさまざまな部位が連動していることや、姿勢をよくすることの重要性を理解していただくと、からだのセルフケアに意識が向くきっかけになるでしょう。

よい睡眠が肩こりをほぐします

肩こりは睡眠も関係しています。睡眠中は、自律神経の働きで、血管が拡張して血流がよくなります。ですから、よく眠れば肩こりも軽減されます。

自律神経は、日中など活動時に活発になる交感神経と夜間など安静時に活発になる副交感神経に分けられます。128ページで説明したストレス時に活発になるのは、交感神経です。睡眠中は副交感神経が優位になります。

睡眠不足になると、副交感神経による血管拡張の働きが不十分となり、肩こりにつながることもあります。また、不規則な生活は、交感神経と副交感神経のバランスがくずれる原因となります。20代や30代は、徹夜などをしても副交感神経の力で急速にリカバリーできますが、加齢とともにこの力が弱まってきます。

毎日、起床・就寝の時間を同じにして規則正しい生活をすることが、交感神経と副交感神経の切り替わりのスイッチを円滑にします。

肩こりを解消し、セルフメンテナンスを習慣にしましょう

変形性肩関節症は、第1章で説明したように、関節の軟骨や周辺組織が変形して破損してしまう症状です（18ページ）。ケガのように原因がはっきりしていることもありますが、加齢によって組織が柔軟性やみずみずしさを失い、だんだんと症状が出てくることも多いのです。

40代、50代になると、職業や日中の過ごし方によって、人それぞれからだの動かし方が決まってきます。いいかえれば動かさない部位が決まってきます。ちょうどこの年代に、肩関節周囲炎（五十肩）になる人が多いのは、偏った肩の使い方をしてきた人が加齢で組織がもろくなり、負担の大きい部分の組織に炎症が起きるためと考えられます。

また、肩の骨と筋肉をつなぐ腱が切れてしまう「肩腱板断裂」は、農業・林業従事者、大工さん、スポーツをする人など、長年肩を酷使しつづけてきた人がかかりやす

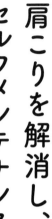

いといわれています。切れてしまうという恐ろしい感じがしますが、実際はゆっくりと進行し、自覚症状のない人も多く、60代の4人に1人は肩腱板断裂だともいわれています。

　肩の痛みで受診し、変形性肩関節症と診断されると、痛みを抑える投薬と、理学療法（ストレッチやエクササイズ）が行なわれます。ケガなどで肩がこわれてしまった場合は人工関節にとりかえる手術を行ないますが、からだへの負担が大きいので、なるべく理学療法で改善していきます。

　その方法は、この本で紹介した、肩全体を動かすことを意識する、硬くなった筋肉をやわらかくする、姿勢をよくする、というのが中心になります。

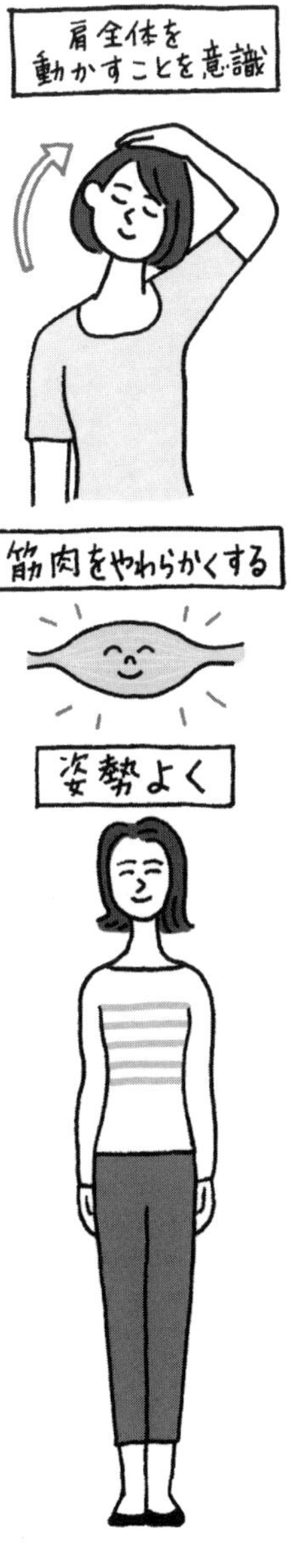
肩全体を
動かすことを意識
筋肉をやわらかくする
姿勢よく

肩こりをほぐし、変形性肩関節症になりにくいからだに

つらい肩こりですが、この本を参考にして鎖骨をよく動かし、全身のストレッチを行ない、姿勢をよくすると、肩こりが解消するとともに、肩関節周囲炎や変形性肩関節症になりにくいからだの状態にすることができます。加齢とともに多かれ少なかれあらわれる肩の不調を予防、軽減できます。

また、慢性的な肩の不調は、よいときと悪いときとで波があります。「あ、悪くなりそうだ」という予兆があったときに、鎖骨ほぐしやストレッチを行なうと悪化させずにすみます。

自分のからだに関心をもち、セルフメンテナンスを行なう習慣をつけましょう。毎日同じ調整をしていると、今日はいつもと違うな、と異変にも気づきやすくなります。

おわりに

この本の目的は、「痛みのない生活のための肩セルフケアの習慣化」を支援することです。運動の楽しさや効果を知り、新しいスポーツに挑戦したり、スポーツジムに通ったりと活動の幅が広がることを願っています。これまであまり運動習慣がなかった方は、まずは鎖骨ほぐしとおすすめのストレッチから始めてみましょう。少ない時間や回数でもまったく問題ありません。ただし、体操によって痛みが出る場合には無理に行なう必要はありません。痛みは、ご自身のからだが発している危険を知らせるシグナルです。痛みが出ない範囲での運動を心がけましょう。

そして、体操の効果が実感できたら、ぜひ姿勢別の体操を本格的に生活に取り入れてみてください。自分の姿勢に合った体操を継続的に行なうことで、これまでの運動不足の解消にもつながります。

本書の内容を実践することで、肩こりや五十肩、変形性肩関節症による肩の不調が解消されることを心から願っています。

吉田一也

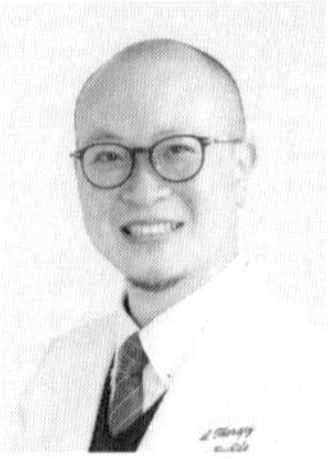

〈著者略歴〉

吉田一也（よしだ・かずや）

理学療法士・医学博士。人間総合科学大学保健医療学部准教授。肩専門店ＡＰＵＬＡ高田馬場代表。2003年に理学療法士免許取得、2017年に医学博士号取得。整形外科病院での経験を活かして、大学教育のかたわら肩専門の施術を行なっている。肩の不調は鎖骨の動きにくさにあることに気づき、「鎖骨ほぐし®」を考案。現在、肩の不調に悩む人の相談や施術のほか、3000名以上の理学療法士や作業療法士、柔道整復師など現場で活躍するセラピストに技術指導を行なっている。著書に『肩こり、首痛、頭痛は鎖骨を５秒ほぐすだけでなくなる！』（主婦の友社）などがある。

肩専門店ＡＰＵＬＡ高田馬場　https://apula.jp/

公式ＨＰ　https://yoshidakazuya.jp

装幀　村田 隆（bluestone）

装画・本文イラスト　コウゼン アヤコ

編集協力　増澤曜子

本文デザイン・組版　朝日メディアインターナショナル株式会社

痛い「変形性肩関節症」は自分で防ぐ！ 改善する！

2021年８月31日　第１版第１刷発行

著　者　吉田一也

発行者　櫛原吉男

発行所　株式会社PHP研究所

京都本部　〒601-8411　京都市南区西九条北ノ内町11

〔内容のお問い合わせは〕教 育 出 版 部 ☎075-681-8732

〔購入のお問い合わせは〕普及グループ ☎075-681-8554

印刷所　大日本印刷株式会社

ISBN978-4-569-85029-0